DES RAPPORTS

DE LA

DOCTRINE MÉDICALE HOMŒOPATHIQUE

AVEC LE PASSÉ DE LA THÉRAPEUTIQUE.

CORBEIL , typographie de CRÉTÉ.

DES RAPPORTS

DE LA

DOCTRINE MÉDICALE

HOMOEOPATHIQUE

AVEC LE PASSÉ DE LA THÉRAPEUTIQUE.

LETTRE

A MONSIEUR LE DOCTEUR J. P. TESSIER,

PAR

LE DOCTEUR FRÉDAULT,

Ancien Interne lauréat des hôpitaux, ancien Élève lauréat de l'École pratique (1er prix).

A PARIS

CHEZ J. B. BAILLIÈRE

LIBRAIRE DE L'ACADÉMIE NATIONALE DE MÉDECINE,

RUE HAUTEFEUILLE, 19.

A LONDRES, CHEZ H. BAILLIÈRE, 219, REGENT STREET

A NEW-YORK, CHEZ H. BAILLIÈRE, 290, BROADWAY.

A MADRID, CHEZ C. BAILLY-BAILLIÈRE, CALLE DEL PRINCIPE, 11.

1852

DES RAPPORTS

DE LA

DOCTRINE MÉDICALE HOMŒOPATHIQUE

AVEC LE PASSÉ DE LA THÉRAPEUTIQUE.

A MONSIEUR LE DOCTEUR J. P. TESSIER.

MON CHER MAITRE,

On nous accuse de charlatanisme, parce que nous nous oc-
cupons des réformes introduites en thérapeutique par Samuel
Hahnemann, et que nous déclarons que ces réformes méritent
d'être étudiées et d'attirer l'attention des médecins. Si cette
accusation n'était qu'une de ces méchancetés communes et
grossières que les esprits médiocres ont toujours à leur disposition, je la dédaignerais ; mais elle s'aggrave dans les circonstances actuelles de la position des hommes qui la colpor-
tent et des résultats dont elle s'accompagne. L'on ne trouve
rien de mieux, pour couper, dit-on, la racine d'une plante qui
n'a pris que trop de développement, que de nous décrier publiquement comme convaincus de charlatanisme, de faire porter contre nous une censure par un certain nombre de médecins des hôpitaux, et de nous fermer la carrière des concours.

Je ne veux pas juger ces procédés, mais je ne puis les accepter pour moi non plus que pour mes confrères qui sont

lésés par ces actes. Je ne puis les accepter non plus pour l'honneur de notre profession, qu'ils blessent en blessant l'indépendance des opinions, la sauvegarde des vérités médicales.

Il semble, en effet, que les hommes qui se déclarent ainsi non-seulement nos adversaires, mais encore nos ennemis, n'aient nul souci de la liberté des opinions. Et cependant il me semble que parmi eux on en pourrait trouver qui ont autrefois combattu pour cette cause. Serait-ce que, leurs intérêts ayant changé, leurs convictions le sont également? Mais ne réfléchissent-ils pas que cette vérité est de tout temps et de tout lieu? Que deviendra la pratique médicale si l'on oblige le médecin à se servir de méthodes qu'il croit insuffisantes, et à négliger celles qu'il préfère? Ne sait-on pas que le médecin est responsable devant Dieu des actes qu'il commet, et peut-on supposer qu'il acceptera la responsabilité sans revendiquer sa liberté d'action? Que l'on discute tant que l'on voudra; que l'on prouve ce que l'on croit la vérité; que l'on emploie la raison, l'expérience, l'éloquence : mais, de grâce, que l'on rejette la violence.

Et puis, je vous prie, pourquoi s'attaquer à des jeunes gens, flétrir leur réputation, les mettre au ban de l'opinion publique, les décréter de charlatanisme, et leur fermer la carrière des concours s'ils désirent l'embrasser? Quoi! vous briserez l'avenir d'un homme parce qu'il n'est pas de votre opinion? Et cet homme est jeune, faible, impuissant. Nous croit-on si redoutables, qu'on use de tant de violence? et se déclare-t-on sitôt vaincu, qu'on abdique si vite la raison?

L'on dira peut-être qu'on nous veut punir. Mais quelle punition avons-nous méritée? quelles lois ont été enfreintes par nous? quels règlements avons-nous méprisés? Y a-t-il une loi qui proscrive la liberté des opinions en médecine? Et si cette loi n'existe pas, pourquoi nous reprocher et nous punir de ne pas y avoir obéi? Au moins aurait-il fallu nous prévenir que, quoique cette loi n'existât pas, on en voulait cependant l'obéissance : mais ont-ils fait cette déclaration ?

Il est bien vrai que l'on disait confusément que l'homœopathie était un charlatanisme; mais comme des hommes sérieux et considérables n'étaient pas de cet avis, que la question était en litige, que nous avions vu nos professeurs s'en permettre l'examen, nous supposâmes qu'il nous était aussi permis de nous livrer à cet examen. Bien d'autres que nous se sont livrés à ces études, et n'ont pas été repris. Il est vrai qu'ils étudièrent moins complétement que nous, ou que tout au moins ils en rapportèrent d'autres opinions. Serait-ce donc que cet examen n'est permis qu'à la condition que l'on en tirera telle conclusion donnée, et que l'étude n'est tolérée qu'à la condition qu'elle sera incomplète? Mais il m'avait semblé jusqu'ici que le droit d'examen emportait le droit de se prononcer dans un sens ou dans l'autre, et que, restreint dans ses conclusions, il n'était plus qu'une hypocrite duperie.

Je comprendrais une opposition raisonnée qui s'appuierait sur des travaux sérieux : j'accepterais même une censure si j'allais contre une opinion générale et reconnue vraie par tous après des travaux sérieux. Mais en est-il de même ici? et ne pourrais-je demander à mes adversaires d'étudier avant de me réfuter, et de me réfuter avant de me violenter ?

Plus je me retourne dans cette accusation, et moins je la conçois : mais aussi, plus je veux me défendre, et moins je trouve de raisons pour le faire! car je ne sais ni par qui ni pourquoi je suis accusé, et je ne trouve ni accusateur sérieux à confondre ni accusation formulée à réfuter. Je sens des ennemis qui me percent de la calomnie, de l'injure, et me font supporter l'injustice; mais je ne vois nulle part d'adversaires se présentant franchement au combat. C'est dans l'ombre que

l'on se cache pour nous attaquer, et c'est des ténèbres de l'in-
trigue que partent les coups.

Dans cet embarras, je vous adresse cette lettre, mon cher
maître, pour vous demander vos conseils, et je l'adresse au
public médical pour qu'il soit juge de ma justification.

Suivant l'exemple de Bordeu, je ferai appel à ces médecins
praticiens antisystématiques « qui, également éloignés de tout
« excès et de toute secte, sont toujours prêts à recevoir les ex-
« périences des empiriques, les observations détaillées des
« naturistes, et les raisonnements évidents des dogmatistes.
« — On apprend parmi eux, qui ne raisonnent qu'auprès des
« malades, à connaître, à suivre, à traiter le mieux qu'il est
« possible les maladies. — On y juge que les raisonnements
« trop guindés ne guérissent de rien ; que le grand nombre
« de drogues est au moins inutile ; que les deux tiers des re-
« mèdes vantés par les diverses sectes sont indifférents, et
« même nuisibles ; que *cependant il faut quelquefois essayer*
« *des plus singuliers ;* que la nature a besoin d'être aidée, et
« que *le plus souvent on l'aide à très-peu de frais ;* que lors-
« que les accidents sont graves et que la maladie va mal, *il*
« *est prudent et sage d'avoir recours à des remèdes extraordi-*
« *naires.* » C'est à vous, mon cher maître, qui êtes connu pour
votre indépendance hardie et la loyauté de vos opinions, et
à ces médecins praticiens qui, par leur sagesse, ont toujours
fait l'honneur de notre profession, que j'adresse cette justification. Avons-nous eu tort, avons-nous eu raison d'étudier
les réformes de Hahnemann, et de les prendre en considération ? en procédant scientifiquement à cette étude, avons-nous
été des charlatans ? Telle est la thèse très-simple que je veux
examiner.

I. — Position des médecins devant la réforme.

J'entre dans l'examen de ma thèse en me demandant quelle peut être la position des médecins devant une réforme thérapeutique, s'ils peuvent et doivent l'examiner, et comment ils doivent faire cet examen. C'est là une des premières questions que nous devions juger, car elle est la clef du débat. Si l'on décide que le médecin doit toujours être content des méthodes qu'il possède, qu'il ne doit jamais s'occuper de réformes, nous sommes évidemment coupables. Mais, si l'on décide que la conscience des médecins doit toujours être soucieuse du sort des malades qui leur sont confiés, et ne jamais être contente si elle n'a atteint le mieux possible ; si l'on décide que l'art médical n'est pas encore arrivé à sa perfection, évidemment on doit s'occuper de toute réforme nouvelle, et nous ne sommes pas coupables dans le présent. Si enfin nous avons fait l'examen des réformes nouvelles, comme il convient que cet examen soit fait, si nous nous sommes servis de procédés connus comme nécessaires dans ces circonstances, si nous nous sommes conduits avec calme et gravité, si nous avons procédé scientifiquement, nous ne sommes pas coupables. Nous pouvons être tombés dans l'erreur, et alors on doit nous éclairer en nous réfutant : mais nous ne méritons pas les accusations injurieuses dont nous sommes l'objet.

Nous croyons, dans toute l'humilité de nos forces, que, aujourd'hui comme il y a un siècle, comme dans tous les temps passés, la médecine n'est pas encore arrivée à sa perfection ; nous croyons, sans vouloir cependant préjuger de l'avenir, qu'elle n'y arrivera pas de sitôt, et que même elle n'y arrivera jamais. Nous pouvons nous tromper ; mais nous établissons une conviction sincère et profonde, puisée dans des raisons que nous allons faire valoir en partie.

Qu'on ne croie pas que cette conviction nous soit person-
nelle : on se tromperait. Il suffit de connaître, même superfi-
ciellement, l'histoire de la médecine pour savoir qu'à toutes
les époques, depuis le grand Hippocrate jusqu'à nos jours,
jusqu'à M. Andral, par exemple, aujourd'hui l'un des plus re-
marquables professeurs de notre école, les médecins les plus
distingués ont reconnu et reconnaissent que notre art n'est pas
parfait. Il est bien vrai qu'aujourd'hui nous ne suivons plus le
fameux précepte d'Hippocrate qui conseillait d'abandonner
les malades incurables : nous n'abandonnons plus personne;
la loi chrétienne nous oblige dans sa douceur de donner nos
soins à tous ceux qui souffrent : mais nous ne les guérissons
pas pour cela. Aujourd'hui, comme toujours, la médecine
est imparfaite.

Cette imperfection, basée sur l'incertitude absolue, et qu'on
explique très-bien en se rendant compte que l'homme, déchu
de sa nature première, est condamné à la maladie comme à la
misère, nous explique, d'un autre côté, pourquoi, suivant une
tradition rajeunie à tous les âges, les médecins sont condam-
nés à rechercher sans cesse une perfection qu'ils ne peuvent
atteindre. Cela nous explique comment les médecins ont toujours été à la recherche du progrès; comment des réformes
ont succédé à des réformes, pour céder elles-mêmes la place
à de nouvelles; comment des travaux sans cesse nouveaux
viennent confirmer ou contredire des travaux précédents;
comment, enfin, l'homme, même médecin, condamné depuis
longtemps au travail, travaille sans cesse. Cela nous explique,
en un mot, pourquoi les médecins ont toujours désiré des
réformes nouvelles, et les examinent toujours quand elles
paraissent. Nos adversaires, qui ne savent pas cela, pourront
l'apprendre en étudiant l'histoire.

On entend quelquefois des médecins qui ne disconviennent

pas de ces vérités, mais qui prétendent qu'on ne peut faire attention aux réformes proposées par un homme qui n'a pas d'autorité. Je crois qu'ils se trompent. Je pourrais rappeler que de très-grands hommes ont eu beaucoup de peine à faire accepter leurs travaux, quoiqu'ils fussent évidemment, comme on l'a reconnu depuis, des médecins d'une très-grande autorité. Brissot pour ses réformes sur la saignée, Harvey dans sa découverte de la circulation, Stahl dans sa méthode, et beaucoup d'autres, peuvent compter comme des autorités; et cependant l'histoire rapporte ce qu'ils eurent à souffrir : le premier, traqué par ses ennemis, put à peine sauver sa vie en se réfugiant en Espagne ; le second fut honni, méprisé et injurié ; on sait la mélancolie triste qui mina le troisième à la suite des attaques dont il fut l'objet. L'autorité du réformateur ne favorise donc en aucune façon la réforme. Il n'y a que dans le cas où cet homme est haut placé, qu'il fait dépendre de sa position une foule d'intrigants écrivassiers de bas étage, que ceux-ci, pour se faire bien venir du puissant, flattent ses inspirations en les propageant. Mais, dans la plupart des cas, le réformateur a si peu d'autorité, qu'il est inconnu de son vivant, et que ce n'est qu'après un certain temps que les médecins praticiens peuvent enfin secouer le joug des petits tyrans et faire valoir la vérité. Mettons donc l'autorité du réformateur de côté : mettons-la de côté d'autant plus que je pourrais citer un grand nombre de remèdes qui sont sortis de l'empirisme vulgaire. L'ipécacuanha et le quinquina, le mercure, et d'autres encore, en sont des exemples. Ne voyons-nous pas d'ailleurs nos maîtres ne pas dédaigner d'emprunter quelquefois, et avec juste raison, des remèdes utiles à l'expérience populaire ?

Ce n'est pas, qu'on le remarque bien, que je dédaigne la raison de l'autorité du réformateur, sous prétexte qu'elle ne peut m'être utile ; loin de là. Hahnemann était un médecin distingué, ses ouvrages prouvent une intelligence du premier ordre, de l'avis même de ses adversaires. Sa bonne foi n'est pas suspecte, sa patience prouve en faveur de ses convictions, et le grand nombre de ses disciples prouve une certaine autorité.

Qu'on ne croie pas que j'avance ces choses légèrement : je puis citer à l'appui l'auteur de l'article Homœopathie du *Dictionnaire de Médecine* en 30 volumes, qui, se trouvant de nos adversaires, ne peut être suspect. Ce médecin, ayant à se disculper d'avoir étudié les réformes de Hahnemann, s'exprime ainsi : « Je demande pardon à nos lecteurs d'avoir traité aussi sé-
« rieusement de pareilles rêveries ; mais Hahnemann a été en
« butte aux persécutions ; il a été obligé de fuir sa patrie :
« plus tard, il s'est réfugié parmi nous. Son caractère, à en
« juger par ses écrits, me paraît honorable, et sa bonne foi
« ne peut être révoquée en doute. Telle est, en effet, la singu-
« larité de ses opinions, qu'il n'est pas permis de supposer
« qu'il eût voulu, en les publiant, se vouer sciemment au
« ridicule qu'elles ne pouvaient manquer d'appeler sur leur
« auteur. D'ailleurs, comme écrivain, il sort de la ligne
« ordinaire : il faut voir avec quelle vigueur de touche et
« quelle puissance de logique il attaque et foudroie les abus
« de la polypharmacie. » Cet hommage rendu par un adversaire est précieux, et me suffit pour montrer que, si je n'invoque pas l'autorité de réformateur comme une raison solide d'encouragement, ce n'est certainement pas par crainte de n'en pas trouver assez chez Hahnemann ; c'est par raison historique.

Mais, le mouvement réformateur doit-il être négligé, ou pris en considération ? Je ne dissimulerai pas que l'autorité de l'exemple et du nombre a sur moi une grande influence, et que je crois même qu'elle en a une très-marquée sur la plupart des hommes. Comment nous décidons-nous dans la plu-

part des questions? comment formons-nous notre opinion?
comment guidons-nous notre conduite? Est-il vrai que nous
ne nous décidons jamais qu'après un grave jugement porté
sur les raisons intimes du sujet? Sans doute que nous rai-
sonnons et cherchons à agir en connaissance de cause : mais
la plupart du temps ne nous déterminons-nous pas par
l'autorité de ceux qui nous enseignent, par l'influence d'une
opinion commune et importante? N'est-il pas vrai que, lorsque nous voyons une quantité notable de personnes se décider
en faveur d'une opinion, nous ne nous opposons plus alors
qu'avec hésitation, et qu'au moins nous croyons qu'il est
nécessaire pour repousser cette opinion, de l'examiner sérieusement? N'est-il pas vrai que ces opinions très-répandues
ont sur nous d'autant plus d'influence qu'elles sont soutenues
par des hommes honorables, mais sans influence sociale, et
qu'on ne peut accuser d'être entraînés par le désir de plaire
à des hommes puissants et par l'appât d'une récompense à
leur dévouement? Plus la cause a d'adhérents, moins elle
compte de puissants parmi ses défenseurs, plus elle paraît
désintéressée, et plus elle nous semble mériter l'attention.
Telle est la nature de l'homme qui ne cherche pas la vérité
à côté des grands, et la recherche dans le concours des petits,
dans l'indépendance des faibles, et dans le désintéressement
des humbles.

Hahnemann, humble et méprisé, travaillant dans le silence
et préoccupé de la seule vérité, nous intéresse à son sort :
mais lui mort, son œuvre nous intéresse encore davantage,
surtout si nous la voyons propagée par la faiblesse et l'indépendance, soutenue par l'honneur et le désintéressement,
gagnant sa cause par sa propre force auprès des médecins
praticiens de tous pays, s'étendant et se fortifiant par la faveur publique. Cette œuvre nous paraît d'autant plus méri-

ter notre attention, qu'elle ne dépend pas de la puissance qui corrompt, mais de la puissance qui régénère; qu'elle ne descend pas de haut lieu, mais qu'elle monte. Telle est cette œuvre de Hahnemann, qui, d'abord repoussée par les facultés et les académies, est venue demander asile au sein du peuple médical, s'est attiré la faveur des médecins indépendants, s'est propagée dans la foule par sa propre force, et, malgré la tyrannie des puissants, a gagné la majorité qui l'appuie, s'est fait ouvrir des hôpitaux en Allemagne, et a donné lieu à un mouvement dont ses adversaires eux-mêmes sont effrayés.

Pour nous, nous le répétons, ce que tout le monde pense ne nous paraît pas, et par cela seul, *absurde* au premier chef ; ce qui s'élève par sa propre force ne nous paraît pas mériter le mépris ; et quand nous sommes d'une autre opinion qu'une majorité ou une minorité imposante, nous respectons leurs erreurs, mais nous ne cherchons pas à les combattre par l'injure et la calomnie. Leurs assertions nous semblent d'autant plus sérieuses qu'elles sont appuyées par leur nombre plus considérable, et nous les étudions avant de les combattre.

Mais le mouvement considérable qui entraîne les réformes de Hahnemann est non-seulement respectable par sa puissance, il acquiert encore une importance de l'époque à laquelle il se produit. Je ne veux pas accuser notre art, ni dédaigner les travaux modernes. Nous sommes certainement en progrès sur les temps qui nous ont précédés, et je ne crois pas qu'on écrirait aujourd'hui ces paroles de Lieutaud : « Les « malades doués d'une bonne constitution, et qui résistent à « la maladie et aux remèdes, croient bonnement devoir leur « guérison au traitement quelconque qu'ils ont subi ; et celui « qui en était chargé se garde bien de les détromper. » Nous sommes en progrès, je le veux bien ; de nombreux travaux ont été faits dans ces temps modernes. Et cependant, puis-je dire autrement que nos maîtres, et ne pas déclarer que notre thérapeutique est pleine d'infirmités? Que nous ne possédions pas la perfection, on le comprend, et ce n'est pas cela dont il s'agit. Je ne demande qu'une méthode un peu certaine, qu'une garantie dans notre action sur les maladies. A qui nous adresserons-nous? le scepticisme de l'école peut-il nous éclairer et nous rassurer? Le broussaisisme, qui ne compte plus qu'un représentant notable, rencontre une telle hostilité, qu'on ne le peut guère juger très-favorable ; il est d'ailleurs abandonné presque généralement dans la pratique des médecins. Le rasorisme est tellement vicieux, puisqu'il repose sur des hypothèses, et tellement dangereux, puisqu'il tue les malades, que la conscience, aussi bien que l'intelligence, se refuse à l'accepter. Le naturisme est oublié ; et, d'ailleurs, il a toujours été incomplet. L'empirisme seul reste debout, et donne quelques résultats; mais ils sont si peu nombreux, qu'on comprend le désir de nouvelles réformes, l'aspiration à de nouveaux procédés.

Et remarquons-le, personne ne défend ces méthodes : ceux même qui attaquent l'homœopathie sont des sceptiques à l'exemple de M. Valleix, sans ligne de conduite thérapeutique, sans principes, sans conviction. Ils s'opposent aux réformes nouvelles ; mais ils ne défendent pas les anciennes méthodes, ils n'y croient pas. Ils les savent vieillies, usées, incapables de mener à bien. Ce n'est pas le progrès qu'ils récusent, c'est l'homœopathie. Ils savent bien qu'ils ont besoin d'une méthode; leur conscience s'effraye comme la nôtre du vide thérapeutique ; ils voudraient bien quelque chose de nouveau, et ils ne demandent pas mieux que de le trouver. Mais, dira-t-on, pourquoi alors refusent-ils l'homœopathie? serait-ce parce qu'ils n'en sont pas les inventeurs? Je ne le sais. Pour moi, je ne vois qu'une chose : c'est qu'au moment où nous nous trouvons le manque de procédés thérapeutiques est tel, qu'il est accusé par le doute et le défaut de conviction des adversaires eux-mêmes, et que ce moment est une occasion qui favorise le mouvement de propagation des réformes de Hahnemann.

Nous venons de voir que la tradition médicale, l'incertitude naturelle de notre science, la valeur du mouvement réformateur et l'état de nos méthodes engagent les médecins à étudier les réformes qui se présentent. Il est encore des raisons plus spéciales qui peuvent engager à étudier l'œuvre de Hahnemann.

La première de toutes ces raisons, et sans contredit la plus forte, est celle qui affirme que la méthode de Hahnemann se base sur des vérités de la tradition médicale, qu'elle n'est pas une excentrique production enfantée en dehors de l'esprit médical, mais, au contraire, l'épanouissement de vérités déjà acquises. Cette assertion, donnée par des hommes qui adhèrent à cette méthode, est une assertion grave, et qui doit avoir une grande influence. On comprend qu'on peut négliger une réforme mise au jour par un homme qui n'est pas médecin, et basée sur des idées excentriques qui n'ont pas cours en médecine. Mais, s'il s'agit de l'œuvre d'un médecin intelligent, d'une œuvre qui s'appuie sur des vérités antérieurement acquises, le cas devient tout différent ; nous devons à cette œuvre quelques-uns de nos instants, quelque attention, quelque étude. C'est là un devoir de conscience.

Et il est d'autant plus facile de remplir alors notre devoir, d'étudier quelques instants la méthode, que l'auteur, par une déclaration expresse, nous fournit les moyens de contrôler ses travaux sans faire courir aux malades les chances d'une expérimentation. Hahnemann dit que tous les médicaments qui guérissent et ont guéri n'ont accompli leur action que parce qu'ils sont capables de déterminer sur l'homme sain des phénomènes semblables à ceux qu'ils ont fait disparaître. Nous examinerons plus loin la loi qu'il a posée à cet égard : nous ne voyons en ce moment qu'un moyen direct et naturel pour se rendre compte d'une manière commode si cette loi n'est pas absurde. Or, suivant la déclaration de Hahnemann, il nous est facile de prendre d'une part le relevé des cas de guérison obtenus, et de l'autre le relevé des expériences physiologiques faites avec les mêmes médicaments, et de comparer. Si cette comparaison très-simple et très-facile confirme l'assertion émise par l'auteur, c'est un encouragement sérieux à étudier la méthode un peu plus à fond. Nous avons usé nous-mêmes de ce moyen; et, comme nous l'avons reconnu bon, nous le recommandons. Mais, qu'on le remarque : en le suivant, nous n'avons pas été coupables, car nous n'avons fait qu'user du droit d'examen ; et si cette première étude a été un encouragement à une étude plus sérieuse, nous avons pu nous tromper, et il faudrait nous le démontrer avant de nous accuser ; mais nous n'avons pas été imprudents, et nous ne nous sommes pas laissé conduire par entraînement.

Il est enfin une dernière raison qui nous a engagé à étudier les réformes nouvelles : c'est la conduite même des médecins qui, dit-on, sont aujourd'hui nos adversaires. Ces médecins emploient chaque jour le soufre contre les accidents mercuriels, la noix vomique dans les gastralgies : cette dernière est même recommandée dans les affections de l'intestin et contre la constipation ; ils emploient l'acide nitrique dans les diarrhées rebelles ; ils préconisent le seigle ergoté dans divers cas, etc., etc. Or, d'où viennent ces découvertes ? Je ne veux pas contester le mérite des honorables travailleurs qui se dévouent aux progrès thérapeutiques ; mais puis-je m'abstenir de faire observer que tous ces résultats de découvertes modernes étaient consignés primitivement dans les ouvrages d'homœopathie? de sorte que, s'il est vrai, chose dont je ne veux pas douter, que les auteurs de ces découvertes aient volé de leurs propres ailes, au moins il est certain qu'ils se seraient évité bien des recherches en ouvrant ces ouvrages. Mais, remarquons-le, ces moyens étaient indiqués par les partisans de Hahnemann comme guérissant par la loi des semblables; or, il se trouve que leurs adversaires donnent la preuve de cette assertion en démontrant qu'ils guérissent dans les cas indiqués. C'est encore là, on le comprend, un puissant encouragement à l'étude d'une méthode qui est capable de donner en quelques mois des résultats cent fois plus nombreux que ceux trouvés en plusieurs années. En suivant cet encouragement, avons-nous eu encore un tort si grave? et pouvions-nous supposer que des médecins qui se servent des résultats d'une méthode, et les reconnaissent bons, défendissent cependant l'étude de cette méthode?

II. — Objections. — Détermination. — Plan d'examen.

J'ai montré dans le paragraphe précédent quelles raisons premières nous ont encouragés à l'étude de l'œuvre de Hahnemann; je continuerai à exposer la conduite que nous avons tenue en montrant comment nous avons jugé les objections générales, quelle détermination nous avons prise, et quel plan d'examen nous avons suivi. Cette manière franche d'exposer ce que nous avons fait prouvera au moins que, si nous sommes tombés dans l'erreur, nous n'avons pas été coupables du charlatanisme dont on nous accuse.

Les raisons que j'ai données étaient, dis-je, un puissant encouragement à une étude plus attentive de la méthode de Hahnemann. D'une part, l'incertitude naturelle en médecine et l'état des méthodes actuelles nous faisaient un devoir de rechercher des réformes; et les assertions de Hahnemann, la conduite des médecins des hôpitaux, d'une autre part, nous encourageaient à rechercher quelle méthode était l'homœopathie. Mais nous ne nous dissimulions pas les objections premières à cette méthode; nous voyions bien que certains médecins haut placés lui étaient hostiles ; nous savions que quelques observations avaient été faites autrefois dans les hôpitaux, et ne lui étaient pas favorables. Ces deux objections nous parurent graves, nous résolûmes de les approfondir.

La répulsion pour l'homœopathie nous parut vague et indéterminée; car il ne suffit pas de dire qu'on ne veut pas d'une chose pour qu'elle soit déclarée mauvaise. Cette répulsion ne se basait sur aucun travail sérieux, ne s'accompagnait d'aucune réfutation scientifique. Elle était plutôt le fait d'un sentiment contraire que d'un jugement mûr et solide. En conscience, cette répulsion pouvait-elle nous arrêter? Sans doute que l'autorité de ceux qui la manifestaient était grave, et pouvait nous faire hésiter ; mais, puisqu'elle était si vague, était-elle bien solide? et comme les hommes sont sujets à l'erreur, ces honorables médecins pouvaient-ils ne pas s'être trompés? Nous résolûmes de passer outre ; mais toutefois de nous mettre en garde contre l'erreur. Il nous semblait que, si notre examen n'était pas concluant, rien ne serait dit; et que, s'il donnait des résultats positifs, graves, sérieux, ceux mêmes qui manifestaient de la répulsion seraient trop loyaux pour ne pas revenir d'une première impression.

La seconde objection nous parut plus grave et plus sérieuse que la première ; et cependant, en l'approfondissant, non-seulement elle ne nous arrêta pas, mais encore elle nous encouragea. En effet, des observations avaient bien été faites dans les hôpitaux: les unes par M. Andral, les autres dans le service de M. Bally, à l'Hôtel-Dieu ; d'autres encore dans un service de l'hôpital de Lyon. Ces observations, dirent et disent encore les adversaires de l'homœopathie, n'ont pas été favorables et sont concluantes. Mais, dirent et disent encore les partisans de la réforme, ces observations ne furent pas complètes, elles n'eurent lieu que sur des malades voués certainement à la mort, et que l'on n'abandonnait aux expériences que parce qu'on en désespérait complétement. De plus, ces observations ne furent pas complètes, elles furent entravées, empêchées, et ne se firent pas dans des conditions convenables : or l'homœopathie ne s'est jamais chargée de ressusciter les morts ; elle se présente comme une méthode meilleure, et elle demande une comparaison sincère avec les précédentes, une comparaison complète. Il y a donc contradiction sur ces observations, doute, incertitude. Les seules observations de M. Andral ont été plus complètes, mais on les déclare entachées d'un vice capital : on prétend, avec justice du reste, que dans ces expériences les indications ne furent pas rigoureusement appliquées, et qu'ainsi il n'est pas extraordinaire qu'un médicament autre que celui qui eût été nécessaire n'ait pas réussi. Devant ces doutes, ces incertitudes, quel inconvénient y a-t-il à répéter les observations ? N'est-il pas, au contraire, désirable que des observations convenables à tous les points de vue soient faites pour éclairer la difficulté ?

Devant cette diversité d'opinions sur des observations passées, cette impossibilité de juger nous-mêmes ces observations, et la facilité de les reprendre, nous n'hésitâmes pas. Quel inconvénient y avait-il à observer ? des médecins nombreux et honorables se servent journellement de cette méthode, et disent en tirer de bons résultats ; il n'y a donc pas de danger à craindre ; et d'ailleurs, avec de la prudence, de la modération, une marche lente et mesurée, on peut être toujours prêt à parer les accidents s'il en survient. Puis, cette question est grave, elle est sans cesse présente; et tant qu'elle ne sera pas tranchée par une discussion approfondie et des observations exactes, elle sera pendante, la masse des médecins ne saura exactement pas à quoi s'en tenir. Tout nous porte donc à étudier et à observer cette méthode, nonobstant ce qui a été fait.

En nous livrant à cette étude, nous ne pouvons être accusés de mépriser l'autorité des anciens observateurs, puisque nous ne faisons que répéter ce qu'ils ont fait. En quoi pouvons-nous les blesser? S'ils sont eux-mêmes loyaux, et on n'en doute pas, car ce ne sont pas eux qui réclament aujourd'hui, ils ne peuvent, au contraire, que désirer de nouvelles expériences faites par d'autres pour démontrer ce qu'ils ont avancé. En effet, quand d'ordinaire nous avançons un résultat d'expérience, nous ne demandons pas qu'on nous croie sur parole, mais nous désirons qu'on répète nos observations ; c'est là un procédé scientifique journellement reconnu et employé. Ceux qui ne sont pas exacts dans leurs observations sont les seuls qui peuvent s'effrayer de se voir contrôler; tous les autres, au contraire, ne voient dans un contrôle étranger qu'un moyen de plus de certifier et propager ce qu'ils ont avancé. Ainsi, non-seulement nous ne blessons pas des observateurs antérieurs en répétant leurs expériences, mais nous les prenons en grande considération, puisque nous voulons vérifier leurs travaux : on ne vérifie que des travaux importants et dignes d'occuper l'attention, on néglige d'habitude les autres.

En quoi donc jusqu'ici sommes-nous coupables, et comment nos adversaires peuvent-ils justifier leurs accusations? Faut-il donc les croire intéressés à ce que l'observation ne se fasse pas? Mais, s'ils sont véritablement dévoués à la vérité, ne doivent-ils pas être plutôt contents que quelques-uns de leurs confrères se dévouent à un travail que l'on dit ingrat, et qui ne peut avoir pour but que de prouver, par des expériences exactes et consciencieuses, de quel côté est la vérité, de quel côté est l'erreur ?

Mais, remarquons-le, pour observer une méthode nouvelle, il ne suffit pas de commencer des observations, il faut avant tout se bien pénétrer de l'esprit de la méthode et des moyens qu'elle emploie. Il ne faut pas faire dire de soi : « Vous avez observé, c'est vrai ; mais vous avez mal observé, parce que vous ne connaissiez pas la méthode, que vous ne l'avez pas appliquée justement, que vos observations sont entachées d'ignorance. » Ce serait un reproche très-grave, et qui porterait tellement juste, que le résultat de l'expérience serait niable, et qu'il aurait autant fallu ne pas observer. Donc, avant d'observer, il faut étudier la méthode, se pénétrer de son esprit, s'assimiler ses moyens. Telle est la raison pour laquelle nous avons voulu faire une étude sérieuse de Hahnemann, ne croyant pas devoir nous contenter de ces aperçus superficiels avec lesquels il est si facile de critiquer, mais, aussi, qui apportent si peu de vraie connaissance.

Qu'il me soit ici permis d'adresser un mot à la critique : je lui demanderai si elle est bien sûre d'elle-même quand elle s'exerce avec aussi peu de connaissance qu'elle en a souvent ; si elle est bien tranquille dans sa conscience quand, avec une apparence de raison plutôt qu'avec des raisons sérieuses, elle séduit et entraîne ceux qu'elle devrait éclairer ; si elle est bien certaine de sa délicatesse quand elle affirme avec tant de hardiesse une science dont elle ne possède que la superficie ? Mais, qu'elle y fasse attention, ceux pour qui elle écrit sont ordinairement ignorants des choses qu'elle vante ou dénigre ; c'est souvent, si ce n'est la plu part du temps, sur ses indications et son autorité qu'on se décide pour étudier ou ne pas étudier une œuvre nouvelle. C'est donc une grande responsabilité que celle dont est chargée la critique ! Or, pourquoi n'aurait-elle pas la délicatesse d'étudier sérieusement les choses avant que d'en parler, et de peser longtemps des paroles qui portent si loin, et qu'elle lance d'habitude si légèrement ?

Poursuivons notre sujet.

La détermination étant prise d'étudier la méthode de Hahnemann et de l'observer, quel plan avons nous adopté ? Voici celui que je suivis.

Timide et craintif de ma nature, redoutant les conséquences d'une observation, je voulus d'abord me convaincre avec vous que la méthode nouvelle est bien une conséquence nécessaire de la tradition, que ses principes sont raisonnables, qu'ils peuvent être contrôlés indirectement d'abord, et qu'il n'y a rien en eux qui répugne à la logique. Je compulsai donc l'histoire de notre art ; je cherchai à me rendre parfaitement compte du mouvement thérapeutique considérable qui agita le siècle dernier, et à voir s'il pouvait avoir la nouvelle méthode comme conséquence. En même temps, j'analysai les points principaux de la nouvelle méthode ; et je pris à tâche de savoir sur quelles raisons et sur quels faits ils s'appuient, quelle était leur valeur scientifique, quelle était leur portée.

Cela fait, je suivis vos expériences, mon cher maître, j'en méditai les résultats avec soin, je cherchai à me rendre parfaitement compte et du résultat positif et du résultat comparatif. J'observai alors moi-même, je fis quelques expériences, timidement d'abord, bientôt avec plus de hardiesse ; et j'arrivai à me former les convictions que je soutiens aujourd'hui, et que je défends non pas seulement pour mon honneur, que l'on attaque, mais pour la gloire de la vérité, à laquelle tout honnête homme doit toujours rendre hommage.

Que mes adversaires veuillent bien m'écouter : j'adjure ceux qui sont sérieux, et que l'esprit de parti ne peut ni aveugler ni entraîner, d'écouter le détail de l'examen auquel je me suis livré, et dont je viens de donner le plan. Je ne crois pas que ce que je viens d'en dire puisse les porter à croire que j'ai agi follement et par enthousiasme, ni que je me suis laissé entraîner au charlatanisme comme on s'efforce de le propager pour justifier quelques basses intrigues de concours et quelques viles passions d'intérêt. Que mes adversaires sérieux méprisent comme elle le mérite cette déplorable conduite, et qu'ils daignent me suivre attentivement : je leur promets des vérités dont ils ne se doutent pas.

III. — En quoi consistent les réformes de Hahnemann.

Ce qui a considérablement nui à notre auteur, c'est d'avoir embrassé toute la thérapeutique, et d'avoir exercé son génie sur chacun des points principaux. S'il se fût borné à une seule des réformes qu'il a opérées, il serait plus généralement estimé, parce qu'il n'eût eu qu'une réputation ordinaire. En portant ses réformes sur tous les points principaux de la thérapeutique, il a formulé une méthode particulière, et, comme tous les auteurs de méthodes, il a encouru le titre de charlatan et de systématique. Mais il ne l'a pas encouru davantage que Broussais, que Rasori, que Brown, que Cullen, que Hoffmann, que Bœrhaave, que Stahl et autres. Comme eux il a fait une méthode, et comme eux il est pour ce fait déclaré charlatan : ce qui n'empêche pas ses adversaires d'être partisans, qui de Broussais, qui de Rasori, qui de Cullen, etc.

Ne nous laissons pas aller à ces considérations, qui pourraient être peu agréables pour nos adversaires, et nous feraient regarder comme méchants, quoiqu'en vérité nous ne fussions que véridiques : entrons plutôt dans notre étude.

En fondant une méthode thérapeutique complète, Hahnemann a porté ses réformes sur les quatre points principaux de la thérapeutique :

1° Sur les indications morbides ;

2° Sur les indications médicamenteuses ;

3° Sur les questions de préparation des médicaments ;

4° Sur les questions de dosage.

Examinons la réforme sur ces quatre points. Cherchons comment elle se rattache à la tradition dans chacun d'eux, comment elle est rationnelle; quelle est sa valeur scientifique, sa véritable portée. Plus tard nous verrons les résultats de l'observation.

IV. — INDICATIONS MORBIDES.

On sait que le mot *indication* résume depuis fort longtemps le principe général de la thérapeutique; et que, suivant l'interprétation naturelle qu'il suscite, il pose que toute la pratique médicale se résume dans la seule action d'*indiquer ce qu'il convient de faire.*

La tradition distingue deux sortes d'indications, *l'une morbide, l'autre médicamenteuse.* L'*indication morbide* précise le point sur lequel on doit attaquer la maladie : l'*indication médicamenteuse* précise le moyen qu'il est convenable d'employer pour remplir l'action qui est en vue, et que l'on a déterminé par l'*indication morbide.*

Les *indications morbides* sont au nombre de trois principales : l'une porte sur la cause considérée comme représentant l'espèce morbide, et constitue la *médication spécifique;* la seconde porte sur les phénomènes morbides, et constitue la *médication symptomatique;* la troisième porte sur l'évolution de la maladie, et constitue la *médication critique* ou *naturiste.*

Les *indications médicamenteuses* sont également au nombre de trois principales, pour correspondre aux trois *indica-tions morbides* dont elles sont chargées d'accomplir l'action : de là, des moyens pour la *médication spécifique,* des moyens pour la *médication symptomatique,* des moyens pour la *médication critique.*

Telle est en quelques mots toute l'économie générale de la thérapeutique, et que l'on trouve constituant le dogme inscrit dans Hippocrate et transmis par la tradition.

Hahnemann ne s'est occupé que de la *médication sympto-matique,* toute sa réforme porte sur ce point et sur ce seul point ; de telle sorte qu'il laisse libre d'interpréter les deux autres médications et de leur trouver des formules. Il n'a fait lui, que donner une formule pour la *médication sympto-matique.*

Deux mots sur les raisons de chacune de ces trois médica-tions. La maladie est un accident de notre nature dégradée, et nous n'en comprenons que d'une manière générale l'exis-tence et le mode d'existence. Toutefois, nous supposons que chaque maladie, étant d'espèce distincte, consiste en une sub-stance essentielle qui est sa raison d'être, sa cause. Or cette cause, formée d'un principe morbide extérieur qui nous a pé-nétrés, ou d'un principe morbide intérieur qui s'est développé en nous, constitue toute l'existence de la maladie ; et on peut penser que, l'existence de cette cause même étant détruite, la maladie le sera par cela même, suivant l'adage : *sublatâ causâ tollitur effectus.* De là la raison de s'attaquer à la cause de la maladie, à sa nature intime, à son essence, à son espèce : expressions différentes qui rendent la même pensée formulée d'une manière générale dans ce mot *médication spécifique.* Mais, on le comprend, pour attaquer cette cause, il faut savoir deux choses très-difficiles à connaître : en quoi elle consiste, d'a-bord ; comment la combattre, ensuite. Des théories nombreuses ont cherché à rendre compte de la nature des maladies et des manières dont on peut l'attaquer ; mais aucune n'a soulevé les difficultés, et la *médication spécifique* est restée un mystère qu'accomplit quelquefois l'expérience, mais sans s'en rendre compte.

Les difficultés presque insurmontables que l'on rencontre pour arriver à quelque chose de certain dans la *médication spécifique* ont fait chercher d'autres biais. On a trouvé la *médication critique*, en observant que beaucoup de maladies se guérissent en se jugeant, à certaines époques de leur évolution, par une évacuation critique ou une diadoche. Cette observation a fourni l'idée d'essayer artificiellement de semblables jugements quand ils ne se font pas, de les aider quand ils se préparent, et d'agir, en un mot, sur l'évolution morbide. De là le principe de favoriser les crises en imitant la nature ; de là la *médication critique*. Cette méthode, interprétée de différentes manières, et suivant des théories diverses, a eu de la réputation à plusieurs époques de notre histoire, et a donné lieu à de brillants succès. Elle n'est pas encore totalement oubliée, mais les discussions sur la question secondaire des jours critiques lui a nui considérablement. Il n'y a vraiment pas de raisons sérieuses pour ne pas s'en servir ; mais il faut reconnaître que son action est souvent bornée et insuffisante.

La troisième médication, dite *symptomatique*, a pour but de s'attaquer aux phénomènes de la maladie, à sa manifestation, et d'arrêter ainsi ses dangers en arrêtant ses effets. Selon cette méthode, on met de côté, ou du moins l'on feint de mettre de côté la nature même de la maladie, pour ne s'attaquer qu'à ses symptômes. Je dis que l'on feint, parce qu'en réalité les phénomènes dépendants de la cause qui les produit, intimement unis à elle, spéciaux comme elle, ne peuvent être attaqués sans agir sur la cause. Toutefois, c'est là un côté de la question qui demanderait à être débattu longuement pour être jugé ; et comme je ne puis m'avancer ainsi au loin dans ces quelques pages, que du reste cela ne fait rien à la question actuelle, je l'omettrai. — Cette médication présente quelques difficultés, parce que tous les phénomènes ne sont pas égaux dans la maladie, que quelques-uns dominent, que d'autres sont subordonnés, et qu'il est quelquefois fort difficile de connaître quels sont les dominateurs et quels sont les subordonnés. Puis, il y a quelquefois plus d'un symptôme principal, et, chacun ayant alors ses secondaires, la question se complique davantage. On a fait des essais physiologiques pour déterminer la position respective de ces symptômes ; mais il paraît que ces essais ne peuvent qu'être infructueux, parce que ce sont plutôt les lois morbides qui dominent ici que les lois physiologiques. Il faut donc, de toute nécessité, recourir à des études pathologiques bien faites.

Hahnemann, en prenant la *médication symptomatique*, parce que la *spécifique* lui paraissait insoluble, et que la *naturiste* lui paraissait insuffisante, a fait choix de la plus facile et de la plus utile en même temps. Il a donc fait preuve de jugement, et ses adversaires ne peuvent lui refuser le bon sens. En prenant cette médication, il avait des difficultés à vaincre, ainsi que nous l'avons vu. Pour sortir d'embarras, il s'est rappelé l'un des principes thérapeutiques proclamés par l'ancienne école empirique de Philinus et Sérapion, à savoir que l'ensemble et le *concours des symptômes* représente seul la nature de chaque maladie. Il a dès lors accepté ce principe comme principe d'indication, et a posé qu'il fallait agir non sur un symptôme pris à part et déterminé, mais sur l'ensemble et le *concours des symptômes*. Telle est son *indication morbide* qui tient à la fois de l'*indication spécifique*, de l'*indication symptomatique* et de l'*indication individuelle*.

Par elle, sa médication, agissant sur l'ensemble des symptômes qui représente l'espèce, agit bien sur l'espèce ; agissant sur les phénomènes, il agit sur des symptômes ; enfin , comme le concours des symptômes varie chez chaque individu , il a le bonheur de soigner non-seulement la maladie , mais l'individu malade.

Rien de plus ingénieux, sans doute, que cette indication empruntée à une idée de l'ancienne secte empirique. Cependant, elle n'est pas sans défaut ; et si je soutiens qu'elle montre un certain jugement chez son auteur, je ne veux pas m'en faire le défenseur opiniâtre. Elle a un défaut considérable, c'est d'être souvent irréalisable. Il ne suffit pas, en effet, de dire : « Je ferai telle chose ; » il faut aussi bien mesurer ses forces, et savoir avant de l'entreprendre si elle est faisable. Or, il est plus facile de dire : « Le *concours des symptômes* est l'indication morbide, » qu'il n'est toujours facile de la réaliser. Quand cela est possible, c'est très-bien ; et il faut constater que c'est encore plus souvent possible qu'il ne le paraît au premier abord ; mais quand les symptômes sont tlelement multiples et disparates qu'aucun médicament ne les peut tous atteindre à la fois, force est bien alors de revenir aux autres principes de la *médication symptomatique*, et de rechercher quels sont les phénomènes dominants qu'il faut attaquer , et quels sont les phénomènes secondaires qui disparaîtront seuls, les premiers ayant disparu. Aussi, je le répète, le *concours des symptômes* est une indication précieuse, souvent réalisable, mais quelquefois imparfaite.

Dans l'état actuel de la science, quand la *médication critique* est abandonnée, quand on ne possède qu'une *médication symptomatique* fort imparfaite, et que les esprits s'usent en vain à connaître le secret de la *médication spécifique*, je considère l'indication du *concours des symptômes* comme une bonne et excellente chose, comme un véritable progrès, et surtout comme une voie certaine pour nous ramener à de saines études pathologiques dont nous avons été détournés par les systèmes brillants, mais sans solidité, de Broussais et de Rasori. Je ne sais si ceux qui décrient la méthode de Hahnemann ont au moins examiné les principes qu'il a avancés; mais je suis certain que ceux qui les voudront étudier leur trouveront quelque sens, et les considéreront comme un progrès réel.

Que craint-on de l'adoption de son principe d'indication ? ne laisse-t-il pas libre le champ des recherches ? ne peut-on, s'il est adopté, continuer les études sur les trois indications principales ? n'est-il pas lui-même un progrès de l'indication symptomatique, et un stimulant à des études nouvelles ? De quelque côté que je me retourne dans cette cause, je ne puis, en vérité, comprendre l'hostilité dont on parle contre ceux qui étudient cette méthode. Seraient-ils vraiment coupables en adoptant un progrès qui laisse le champ libre à des recherches ultérieures, et qui même est un stimulant pour les travailleurs ?

V. — INDICATIONS DES MÉDICAMENTS. — ANCIENNES MÉTHODES. — MÉTHODE DE LA LOCALISATION.

L'indication des médicaments est la question la plus grave de la thérapeutique, et il est facile de s'en convaincre en parcourant les principales théories qui ont eu pour but de l'élucider. Si donc Hahnemann a opéré sur ce point une réforme utile, il est juste et naturel de prendre ses travaux en considération. Pour juger cette question, qui est la plus délicate de toutes celles de la réforme, il convient de s'assurer, en premier lieu, des travaux qui ont été faits jusqu'au moment où Hahnemann est venu apporter ses idées : nous jugerons ainsi de la véritable portée des réformes qu'on affecte de dédaigner, et dont on s'empare en cachette.

Quand on connaît l'action d'un médicament dans telles et telles circonstances données, rien n'est plus facile que de préciser l'action de ce médicament ; au moment où il en est besoin, la mémoire vous le rappelle. Mais quand on a épuisé la liste des médicaments ou des actions de médicaments connus, quel est le moyen à employer pour trouver un remède nouveau dont il est besoin ? L'ancienne école empirique de Philinus et Sérapion, dont nous avons déjà parlé, rapporta les moyens tirés de la tradition empirique, à savoir *le hasard, l'expérimentation, l'imitation,* et *la substitution d'une chose semblable.* Les dogmatistes se servaient alors d'un cinquième moyen : la connaissance des *qualités naturelles.* Dans Hippocrate se trouve le principe *contraria contrariis curantur,* en même temps que se rencontrent quelques exemples d'une guérison par les *semblables.* Mais ce dernier principe n'était pas avancé, il n'était qu'en germe dans les faits. Examinons ces questions diverses.

Le principe *contraria contrariis curantur* fixe notre attention, en premier lieu, par son ancienneté et l'autorité de son auteur. Remarquons que ce principe suppose deux termes connus, parce qu'il n'est lui-même qu'un rapport : il suppose connus et *la maladie* et *le médicament.* Or, la maladie peut être connue dans sa nature et dans sa manifestation, de même que le médicament peut être connu selon son espèce et selon ses effets ; ce qui fait quatre termes. Entre lesquels de ces termes sera établi le rapport ? Hahnemann, qui, comme tout innovateur, a eu ses passions, et qu'on ne peut raisonnablement pas soutenir dans toutes ses idées, a critiqué vivement ce principe des contraires, en prenant arbitrairement comme termes du rapport les manifestations de la maladie et les effets des médicaments. Il s'est attaché à montrer que le rapport ainsi posé était inexact. Il n'a pas eu peine certainement ; mais Hippocrate ne dit pas entre quels termes le rapport doit exister ; et le réformateur moderne, en prenant la pensée du fondateur de la médecine au point qui lui a paru le plus favorable pour la critique, n'a pas été assez complet. Si Hahnemann eût posé le principe comme désignant que l'espèce du médicament doit être contraire à l'espèce morbide, à la nature morbide, la question n'aurait pas été si facile à résoudre, et la critique se serait certainement arrêtée. Telle est cependant la véritable pensée qu'il fallait prendre, parce qu'elle ressort le mieux du principe des contraires, et qu'elle est d'ailleurs autorisée par la tradition médicale tout entière. Pour ceux qui ont étudié notre histoire, il est certain que la pensée des *antidotes* ressort tout entière du principe des *contraires*, qui en a été la formule de tout temps. Hahnemann aurait donc dû poser ainsi la question ; en ne le faisant pas, il a construit toute son attaque sur le sable ; et ceux qui voudront reprendre son œuvre à cet égard devront en changer le principe. Je montrerai plus loin que celui qui voudrait prendre le principe des *semblables* donné par Hahnemann, et l'examiner non en prenant le rapport entre les effets, mais le rapport entre les causes, aurait également bon marché de ce principe.

Mais, je dois le faire remarquer, la nature de chaque maladie et la nature de chaque médicament nous sont inconnues, de sorte qu'avant d'établir les rapports qui existent entre elles il faudrait en préciser la connaissance. Là est le point d'arrêt du principe, le véritable empêchement pratique. L'expérience seule peut nous apprendre quels sont les médicaments contraires à telle ou telle maladie ; aucun moyen théorique ne peut nous l'indiquer. Quand Hippocrate a mis le principe des contraires en avant, il a supposé connus les deux termes du rapport ; mais, en réalité, ils ne l'étaient pas. Il a supposé que les maladies avaient des natures différentes, analogues aux qualités premières des corps, à savoir : le froid, le chaud, le sec, l'humide, l'âcre, le salé, l'amer, etc.; de même qu'il a supposé que les médicaments agissaient par leurs natures représentées par les qualités premières résidant en elles, à savoir : le froid, le chaud, le sec, l'humide, l'âcre, le salé, l'amer, etc. Les questions ainsi posées, il faut opposer à une maladie qui dépend des humeurs froides des médicaments dont l'action dépend des qualités chaudes. Mais, on le voit, et la nature des maladies, et la nature des médicaments sont de pures hypothèses.

Galien, en acceptant ce principe des contraires et les théories tirées des qualités premières, marcha dans les mêmes errements. Seulement, il sentit que l'action des médicaments tirée des qualités premières n'était pas exacte; et, par un vague sentiment de la vérité, il laissa échapper cette pensée qu'*il y a des médicaments qui agissent par leur* SUBSTANCE, *par une certaine vertu qui est en eux*. Cette idée, qui se rapportait aux véritables *spécifiques*, successeurs des *antidotes*, était une contradiction avec les indications par les qualités premières, qui sont d'autres sortes de spécifiques, puisqu'ils s'attaquent à *l'espèce morbide*, à la nature de chaque maladie. Mais on comprend le dédale dans lequel était plongée la thérapeutique en voyant les contradictions sans nombre qui éclatent dans cet auteur.

Le principe des contraires, qui est le vrai principe de la *médication spécifique*, fut le point de départ des théories méthodistes d'Asclépiade et de Thémison, comme, plus tard, il le fut des théories chimiques de Sylvius et mécaniques de G. Cole et Pitcarn ; il le fut encore du nouveau méthodisme de Brown, et des démembrements de cette théorie par Broussais

et Rasori. Toutes ces théories se ressemblent : toutes eurent
pour point de départ de fixer la nature des maladies et l'action des agents thérapeutiques d'une manière arbitraire. C'é-
tait commode pour établir le rapport, mais c'était inexact.
Pourquoi, par exemple, telle maladie est-elle une plénitude, une
obstruction, une âcreté, une inflammation, etc.? et pourquoi
te lméd icament est-il désobstruant, doux, antiinflammatoire, etc., etc.? Tantôt on se base sur une qualité des médicaments : qualité vraie en elle-même, comme la douceur, l'amertume, le salé; ou qualité arbitraire, comme le froid, l'humide,
le sec, l'antiinflammatoire, l'antiscrofuleux, etc. Tantôt, au
contraire, on se base sur une nature arbitraire des maladies,
comme la plénitude, l'obstruction, le salé, le froid, l'irritation,
l'inflammation, etc. Termes qui désigneraient plutôt des manières d'être que la véritable nature. Dans tous les cas enfin,
le rapport est mauvais, que l'un des deux termes soit arbitraire ou faux, ou que tous les deux le soient également.

A côté de ces principes d'indications se propagèrent ceux
de l'école empirique, sur lesquels je dois maintenant revenir. Ces principes d'indications étaient, ainsi que je l'ai dit, *le
hasard, l'imitation, l'expérimentation,* et *la substitution
d'une chose semblable.* Il ne faut pas dédaigner ces idées : tout
anciennes qu'elles sont, on les suit encore quelquefois et avec
raison. *Le hasard* (aujourd'hui nous disons Dieu) nous in-
struit quelquefois en mettant à notre insu et dans notre main
un moyen qui sera excellent. C'est ainsi que nous avons trouvé
le mercure, le soufre, le quinquina, l'ipécacuana, l'antimoine, et une foule de médicaments. Dieu est toujours notre
meilleur instructeur; et quand il déjoue nos recherches scientifiques, parce qu'elles veulent élever trop haut leur orgueil,
il ne nous abandonne pas pour cela, et nous envoie le médicament dont nous avons besoin, par des moyens que nous

ne comprenons pas, et que, dans notre ingratitude, nous nommons souvent du nom de *hasard*. *L'imitation* est un moyen qui consiste à imiter artificiellement ce qui est arrivé naturellement et accidentellement. Ainsi, un homme tombe sur le front, se fait une effroyable contusion ; par bonheur, la veine préparate a été ouverte dans la blessure, une hémorrhagie a lieu, et le malade est sauvé. On peut tirer de là l'indication de faire une saignée de la veine préparate dans une chute sur la tête, et pour prévenir les accidents. Ainsi faisait-on autrefois, et quelquefois encore maintenant. *L'expérimentation* est un moyen plus certain et plus scientifique ; il consiste à essayer les médicaments dans les cas de maladie, et à déterminer s'ils conviennent ou non. Ce moyen est sans doute bon, mais il est extrêmement embarrassant. Quel médicament essayerez-vous ? Il y en a des milliers à votre disposition : or, peut-être ne tomberez-vous sur le bon que lorsque tous les autres auront été essayés, et votre malade sera mort avant la fin de votre expérimentation ; votre vie même et celle de bien des siècles se passeront avant que vous ayez atteint le but de vos efforts. Il est donc nécessaire d'avoir un guide pour expérimenter, d'avoir un moyen qui vous dise d'essayer plutôt uu agent que tel autre. Ce moyen quel sera-t-il ?... *La substitution d'une chose semblable* peut être ce moyen, incertain et borné, il est vrai, mais encore quelquefois utile. Tel médicament agit dans telle maladie ; mais son action n'est pas complète, et on peu t lui en substituer un autre qui a de la similitude avec lui ; ou bien on cherchera un médicament qui aura agi dans une maladie semblable par sa nature, ses effets, le lien de ses symptômes, l'état ou l'âge du malade, etc., etc. Dans le dernier siècle, on réhabilita ce moyen au profit de la botanique : on montra que les plantes d'une même famille ont des qualités médicamenteuses analogues, et qu'on pouvait les substituer les unes aux autres ; c'est ce que l'on a appelé les *succédanés*.

Soyons francs, et reconnaissons l'imperfection de ces moyens. Au siècle dernier, les médecins, qui tous s'occupèrent activement de thérapeutique, et qui firent passer sous leur analyse tous ces moyens d'indications que je viens de présenter, étaient dans la douleur de voir les effets de la médecine presque impuissants. Il faut lire leurs ouvrages pour voir la mélancolie triste que laissait dans ces âmes généreuses le sentiment de la faiblesse. Bordeu, devenu empirique, sceptique, laisse échapper des plaintes amères sur l'incertitude de son art. Le fameux passage de son Histoire de la médecine où il a raconté ses déceptions est bien connu. Hecquet disait que *les médecins se préparent des remords pour l'avenir, et que sur leurs vieux jours ils forment une confrérie de pénitents.* Lieutaud, que les organiciens ne peuvent renier, avoue, avec une franchise qui navre le cœur, que *les malades doués d'une bonne constitution, et qui résistent à la maladie et aux remèdes, croient bonnement devoir leur guérison au traitement quelconque qu'ils ont subi ; et celui qui en était chargé se garde bien de les détromper* (1). C'était aussi, et par conséquence nécessaire, le moment des haines, des jalousies, des envies basses et intéressées, qui font tant de tort à la médecine, même encore aujourd'hui. Clerc s'écriait : *Rien n'est plus opposé aux progrès de la médecine que ces jalousies, ces haines qui la divisent, et qui font quelquefois, je frémis de le dire !... abandonner ou sacrifier un malade au lâche et meurtrier dépit de le voir guérir par un autre* (2).

Mais détournons les yeux de ces choses, qui, je l'espère

(1) *Précis de Médecine pratique.*
(2) *Histoire de l'Homme malade.*

pour l'honneur de mon siècle et de ma profession, sont moins communes aujourd'hui, et hâtons-nous de voir quel système d'indications sortit dans ce siècle du milieu de ces plaintes, de ces découragements et de ces haines.

Ce système fut celui de *la localisation*, sur la nature et l'origine duquel il est bon de s'arrêter quelques instants, puisqu'il est la base des systèmes modernes et des réformes de Hahnemann.

Schwilgué nous dit que la méthode de localiser l'action des médicaments était déjà usitée depuis longtemps ; mais il ne nous rapporte ni l'origine exacte ni ses auteurs. Nous pouvons voir cependant que depuis longtemps il était dans la tradition d'indiquer le médicament à employer par la connaissance du lieu où il produisait son action. Ainsi l'ellébore était indiqué de cette manière dès le temps d'Hippocrate (1). Les empiriques, en adoptant *la substitution d'une chose semblable*, avaient aussi égard à la localisation des médicaments. Dans le moyen âge, on avait essayé un système de localisation avec les théories cabalistiques venues des néoplatoniciens, et restaurées sous le nom d'alchimie astrologique. A la fin du seizième et dans le courant du dix-septième siècle, on localisa l'action de quelques médicaments, selon les rapports établis entre leur aspect et la forme de la maladie ; c'est ce qu'on appela l'indication des *signatures*. Mais aucun ouvrage spécial ne parut sur cette question avant la dissertation de De Sauvages (2).

L'opinion sur la localisation était un sentiment général qui se développait. En même temps, on s'essayait à expéri-

(1) Hahnemann, *Études de Médecine homœopathique*, p. 155 et suiv., Paris, 1850.

(2) *Dissertation sur les médicaments qui affectent certaines parties du corps humain plutôt que d'autres, et sur la cause de cet effet.* Bordeaux, 1752.

menter les poisons sur des animaux, pour connaître leur action physiologique. Sprœgel publia sa dissertation *Experimenta circa varia venena in viris animalibus instituta.* Gættingue, 1753. Richard Mead avait déjà donné, en 1737, *Mechanica expositio venenorum.* Ce mouvement se passait en même temps que celui de l'expérimentation des médicaments et poisons sur l'homme malade, et qui avait à sa tête Stœrck, si connu en thérapeutique.

Ce système de localisation avait pour but de fournir des indications médicamenteuses à la *médication symptomatique;* de sorte que l'on put soigner tel symptôme en prenant un médicament agissant sur le lieu où se produisait le symptôme. En un mot, l'expérimentation donnait un rapport de similitude entre les effets de la maladie et les effets des médicaments; la fixation du rapport était faite par *le lieu, la partie* où se passaient les phénomènes. C'était, comme on en doit juger de suite, un progrès manifeste, parce que le rapport entre l'indication de la maladie et l'indication du médicament s'établissait d'une manière positive et expérimentale, que l'arbitraire et l'hypothèse n'y intervenaient plus. C'était une méthode empirique, pas autre chose ; mais une méthode empirique rationnelle, bonne, utile, sérieuse et vraiment scientifique.

Mais, il ne faut pas non plus se le dissimuler, la méthode était d'une imperfection telle, que la pratique en était presque impossible. En effet, dans le lieu où la maladie et le médicament produisent leurs actions, il y a plusieurs organes, plusieurs parties et plusieurs fonctions; de telle sorte qu'en prenant un médicament agissant sur la peau, par exemple, ce médicament pouvait très-bien ne pas guérir la maladie cutanée s'il n'agissait pas seulement sur le lieu malade, mais aussi sur la partie, sur la fonction. Nombre de médicaments agissent sur l'intestin ; mais quel est celui qui est préférable dans telle affection? L'embarras était extrême. Il fallait nécessairement perfectionner la méthode ou l'abandonner, vu ses difficultés sans nombre.

A ce moment, trois hommes célèbres s'emparèrent de la question, et en tirèrent les solutions que nous allons voir. Ces trois hommes furent Barthez, Bichat et Hahnemann.

VI. — Barthez.

Barthez, le premier en date, nous occupera le premier. Il diffère d'ailleurs considérablement des deux autres, qui ont entre eux une ressemblance qu'on ne peut dissimuler.

Quand le système de la localisation se développa, l'organicisme régnait dans une partie des écoles, et, par la tournure d'idées qu'il suscitait, aidait considérablement les esprits à saisir la localisation au point de vue anatomique. Aussi Bichat, de l'école de Paris, prit-il ce système pour l'interpréter dans cette direction. Mais Barthez, de l'école de Montpellier, élevé au milieu des souvenirs hippocratiques et stahliens, enclin par la nature de son intelligence et de son éducation à une sorte d'éclectisme, Barthez ne pouvait abandonner les doctrines humorales et les principes pathologiques de la tradition. Aussi fut-il critiqué avec violence par Broussais, qui ne comprenait même pas ces choses, dans la tête duquel les principes qui dominent la délimitation et l'essentialité des maladies n'ont jamais pu pénétrer.

Barthez, mû par des pensées purement pathologiques, envisagea donc les choses d'une tout autre manière.

Il analysa la maladie, et s'efforça de la concevoir composée d'éléments principaux, comme l'élément bilieux, saburral, inflammatoire, adynamique. Dans chacun de ceux-ci se trouvent des éléments secondaires ; ainsi, dans l'inflammation, il y a la douleur, la fluxion, l'irritation phlogistique. Cette première analyse donne la clef de toute la méthode qu'il a appelée *analytique*, et qui n'est, sous une certaine forme, que la méthode symptomatique.

A chacun de ces *éléments* correspondent les médicaments qui ont la propriété d'agir sur les fonctions dont la maladie donne naissance à ces *éléments*. En d'autres termes, il y a des médicaments contre l'adynamie, l'état bilieux, le saburral, l'inflammatoire, et contre la fluxion, la douleur, l'irritation phlogistique. Il localise l'action du médicament dans un élément morbide, au lieu de la localiser dans l'organe où se produit le symptôme.

Cette méthode, considérablement décriée, offre de bien grands inconvénients et de bien grandes imperfections ; mais elle a un côté très-sérieux, auquel on n'a pas assez fait attention, et qui, du reste, a survécu à toutes les déclamations qu'on a pu faire. Jusqu'à ce que l'on ait déterminé quels sont les organes et les fonctions qui sont malades, dans ces groupes de symptômes qu'on appelle des syndromes, on s'en tiendra à la division des indications selon la distinction de ces éléments pathologiques. Sans doute que la distinction de ce que l'on a appelé les *éléments* n'a pas toujours été naturelle, que même elle a le plus souvent reposé sur des appréciations arbitraires. Mais, remarquons bien que Barthez ne s'est trompé que parce qu'il a voulu multiplier les *syndromes* en en créant de nouveaux, en subdivisant les anciens ; de telle sorte que, suivant l'adage *abusus non tollit usum*, quand on reviendra à distinguer les syndromes naturels, il faudra bien les prendre en considération dans la *médication symptomatique*, et leur rapporter des médicaments.

Nous n'avons pas encore localisé ces syndromes d'une

manière exacte ; ils serviront de titres aux indications des médicaments, en attendant qu'on ait déterminé les organes ou les fonctions auxquels ils correspondent.

VII. — BICHAT. — SCHWILGUÉ.

Nous étudions la méthode thérapeutique de Bichat dans Schwilgué, son disciple et son continuateur, et nous prions sincèrement les personnes qui nous sont adversaires, et qui nous contestent l'analogie entre cette méthode et celle de Hahnemann, de bien noter les *incroyables* propositions que nous allons rapporter dans ce paragraphe et les suivants, et de les vérifier. Si l'on veut discuter, il faut au moins discuter sérieusement, et ne pas épiloguer sur les principes.

Quelle fut la pensée de Bichat devant le système de la localisation ? Nous avons dit plus haut que, devant ce système il s'arrêta comme devant le véritable but de la question qu'il fallait éclaircir. Il faut lire l'introduction de la Matière médicale de Schwilgué pour comprendre le but qui fut proposé et le but qui fut atteint. « La classification des médicaments d'après leur mode d'action sur les organes est une de celles qui ont été le plus adoptées, » dit Schwilgué. C'est ce que l'on a appelé et ce qu'on appelle encore la *spécificité organique des médicaments*. Que ceux qui croient que c'est le *nec plus ultra* de la thérapeutique écoutent en d'autres termes ce que j'ai dit plus haut : « Mais supposons qu'il soit démontré que « tous les corps ont une action spécifique sur quelque or- « gane : *ces notions peuvent-elles suffire ? n'est-ce pas le mode* « *d'action qu'il importe surtout de connaître*, puisque cette « notion indique en même temps l'organe dans lequel le « changement s'opère ? *ne faut-il pas subdiviser les prétendus* « *spécifiques d'organes selon leurs effets particuliers :* les mé-

« dicaments gastriques, par exemple, en toniques, atoniques,
« rubéfiants, escarrotiques, etc.? *On est donc obligé d'y réu-*
« *nir la classification qui est établie sur le mode d'action des*
« *médicaments.* » Ceci est concluant; il ne faut considérer la
spécificité d'organe que comme un approximatif; pour aller
plus loin, il faut spécifier l'action du médicament dans les
fonctions malades. « Car on sait, et Bichat insistait tant sur
cette vérité fondamentale, qu'*ils ne sont utiles dans les mala-*
dies qu'en modifiant les propriétés vitales des organes. »

Passons à l'application. Les maladies attaquant les propriétés vitales organiques, nous aurons des médicaments
communs pour ces propriétés; d'autres maladies attaquant
des systèmes ou appareils d'organes, nous aurons des médicaments spéciaux; enfin, il y a des médicaments qui sont
spécifiques aux maladies. « Les médications peuvent être di-
visées en plusieurs ordres; ceux-ci peuvent être groupés dans
trois sections : la première comprend les ordres de médications communes à la plupart des organes, et dont l'objet est
de modifier les propriétés vitales organiques; la deuxième est
consacrée aux ordres de médications qui sont particulières à
un système ou à un appareil d'organes, et dont l'objet est de
modifier l'état des fonctions; la troisième contient les ordres
de médications spécifiques (1).

On voit qu'il y a peu de médicaments spécifiques. Dans les
cas les plus nombreux, le médicament agit non par sa spécificité, mais par l'action physiologique seule qu'il détermine.
En effet, lorsqu'il convient d'agir dans une maladie, c'est le
changement qui est l'objet essentiel, et non le médicament.
(Introduction.) De telle sorte que le mouvement médicateur
n'est qu'une modification de l'appareil physiologique malade.
Nous disons que le médicament se substitue à la maladie, ou

(1) *Traité de Matière médicale*, t. I, page 252.

détermine une perturbation, comme on voudra : le principal, c'est qu'*il modifie;* ce mot nous suffit.

Telle est la méthode. — Voyons les objections.

Le rapport qui constitue l'indication est établi entre les fonctions qui sont lésées dans la maladie et les fonctions qui sont modifiées par le médicament. Pour que le rapport soit exact, il faut que les fonctions soient les mêmes dans les deux cas. Or, qui vous dira quelle est la fonction lésée par la maladie? et qui vous dira quelle est la fonction modifiée par le médicament? L'analyse physiologique, sans doute. — C'est très-bien. Mais connaissez-vous bien la physiologie, pour être certains de l'analyse que vous ferez? et connaissez-vous bien l'analyse physiologique, pour être garants de ses résultats? Ici je vous attends : ou vous répondrez que *non*, et alors votre méthode de Bichat n'est qu'approximative comme votre physiologie; ou vous répondrez *oui*, et alors je vous prouverai par vos propres affirmations que c'est *non*, et que vous dites avec juste raison, vous-mêmes, que vous ne connaissez pas la physiologie !

Telle est la première objection ; et on voit qu'elle est grave, assez grave pour tout arrêter. Elle n'est pourtant pas la seule.

Il ne suffit pas d'établir quelle est la fonction malade, et quelle est la fonction modifiée par le médicament. Je vous dirai comme Schwilgué : *Vous n'allez pas assez loin.* Est-ce que la même fonction ne peut être dérangée de plusieurs manières, ne peut être malade sous plusieurs formes? Je prendrai la vitalité de la peau qui offre des rougeurs, des desquamations, des vésicules, des pustules, des bulles. Chacun de ces modes morbides (à supposer qu'ils appartiennent tous à la même fonction cutanée, à la vitalité de la peau; et vous ne pouvez m'affirmer ni me nier, vu l'état de votre physiologie) est une forme morbide de la fonction malade; et il ne suffit pas de modifier la fonction, il faut encore la modifier dans le sens de l'une de ces affections pour pouvoir l'atteindre. Si vous avez affaire à des vésicules, et que vous employiez un médicament qui modifie la fonction dans le sens pustuleux, votre médicament n'agira pas, ne produira rien. De sorte que, pour que votre analyse soit parfaite, il faut qu'elle précise physiologiquement chacune des modifications morbides de la fonction ; or, comme elle ne le peut faire pour la fonction, elle le pourra encore moins pour les actions diverses.

Il est inutile d'aller plus loin : la méthode est bonne ; mais elle n'est possible qu'imparfaitement. Et cependant il est possible de la perfectionner, cette méthode, qui est vraiment belle, et qui, malgré la négligence qui la délaisse, l'ignorance qui la dédaigne, est encore l'œuvre la plus capitale, ou, du moins, l'une des plus belles de son auteur. On la rejette, on la récuse pour ces méthodes puériles des indications arbitraires, ces conceptions imaginaires de contrastimulisme et d'irritation. Si jamais l'école de Paris veut se relever de l'état d'abaissement dans lequel elle a été conduite par l'oubli de la tradition que lui ont prêché ces inventeurs modernes d'observation numérique, elle ne peut prendre qu'une route, celle de l'explication des idées de Bichat ; et, si elle est sage et intelligente, elle comprendra, ce que beaucoup lui veulent faire comprendre aujourd'hui, que les réformes de Hahnemann sont seules capables d'aplanir les difficultés que nous venons de rencontrer. C'est ce que je vais démontrer aussi clairement que possible, et assez, je l'espère, pour qu'il soit bien constaté plus tard, s'ils résistent, que l'intérêt et l'esprit de parti auront pu seuls les retenir en les aveuglant.

VIII. — Hahnemann.

Expérimentation pure. — Loi des semblables. — Son origine. Analogie avec la méthode de Bichat.

Venons à Hahnemann, le troisième interprète de la méthode de localisation.

Cet auteur présente tout d'abord ces deux caractères très-tranchés, et qui le distinguent des deux auteurs précédents : c'est qu'il est plus thérapeutiste, plus occupé de l'action des médicaments; et, en second lieu, qu'il est moins brillant théoricien, plus versé dans l'expérimentation, plus enclin à l'empirisme. Ces deux caractères sont précieux à noter, parce qu'ils font sa force thérapeutique, qu'ils le mettent de suite au niveau des thérapeutistes du dix-huitième siècle, des Richard Mead, Linné, Sprœgel, Schultz, Juncker, Géricke, de Sauvages, Stœrck, et autres aussi distingués. Ils le séparent ainsi de tous les théoriciens méthodistes, chimistes, mécaniciens, vitalistes ou autres.

Avant Hahnemann, on expérimentait les médicaments sur les malades ; et Bichat et Schwilgué suivent les mêmes maximes ; ou bien on expérimentait les poisons-médicaments sur les animaux vivants. Il suivit, à l'exemple de Stœrck, la véritable expérimentation en essayant les médicaments sur lui-même, sur l'homme en santé ; toutefois, il en tira d'autres conclusions. Pensant que l'action des médicaments pouvait être altérée par la maladie, que les phénomènes ne se manifestaient pas complétement et exactement sur l'homme malade, il s'adressa à l'homme en santé pour connaître l'action physiologique des médicaments. A-t-il eu raison? Il faut le croire, puisque ce procédé s'emploie assez souvent, et qu'il est enseigné à l'école de Paris (1). N'eût-il fait faire que ce pro-

_____

(1) Trousseau et Pidoux, *Traité de Matière médicale.*

grès, il mériterait d'être honoré. Mais la passion et l'intérêt l'emportent. Je ne veux pas discuter la question de savoir si l'expérimentation sur l'homme sain doit seule être admise ; personne, que je sache, n'a refusé la contre-épreuve de l'expérimentation sur l'homme malade. Cela doit suffire pour apaiser toute exigence et calmer toute susceptibilité.

Hahnemann, dit-il, crut reconnaître par expérience que le médicament qui guérissait la maladie déterminait sur l'homme sain la même maladie. Ses expériences, plusieurs fois confirmées, lui firent poser la formule des indications sous cet aspect paradoxal : *similia similibus curantur* : les semblables sont guéris par les semblables.

La formule est étrange et semble paradoxale, tout le monde en convient ; mais s'ensuit-il qu'elle soit fausse et qu'elle ne mérite pas l'observation ? Ne nous contentons pas de l'apparence, allons au fond des choses.

Longtemps avant Hahnemann, et aussi de son temps comme du nôtre, on a préconisé des moyens thérapeutiques qui offrent ce singulier caractère, de produire sur l'homme sain des phénomènes semblables à ceux qu'ils guérissent chez les malades. Il est même assez remarquable que ce caractère n'a pas échappé aux observateurs, mais qu'ils ne l'ont jamais formulé d'une manière générale. C'était sans doute caprice chez eux de suivre cette méthode, c'était originalité ; ou bien c'était une étrangeté que le hasard s'était plu à mettre sous les yeux. Ainsi, dans Hippocrate, on trouve le *veratrum album*, recommandé dans le choléra quand on ne peut arrêter les évacuations. Remarquons que ce même médicament était reconnu et employé journellement comme vomitif et purgatif. Beaucoup d'autres cas de même nature se rencontrent dans l'histoire. Mais, pour ne pas aller chercher trop loin dans les anciens temps, je m'en tiendrai aux deux derniers siècles, qui, il est vrai, sont tout aussi peu connus que les autres, mais sur lesquels on peut moins crier : *Mensonge historique !* Or, à cette époque, je rencontre l'introduction de l'*ipécacuana* en médecine. L'ipécacuana est un purgatif, et l'on peut supposer qu'on l'introduisit contre les constipations rebelles, vu ses propriétés actives. Point du tout : Helvétius l'employa et le vanta contre les diarrhées et les dyssenteries ; et il eut l'honneur de s'en servir pour guérir le Dauphin. C'était en 1686. Stœrck essaya le datura stramonium dans la frénésie, et en obtint quelques succès. Odhélius et Greding en usèrent avec succès également dans la frénésie et l'épilepsie. Notons que ce médicament produit des convulsions sur l'homme sain. L'action de la racine de sénéga fut aussi singulièrement indiquée. Un médecin nommé Tennent, de Philadelphie, réfléchissant que cette racine porte son action sur les poumons, et guérit la morsure du serpent à sonnettes, dont l'action porte également sur le poumon, pensa que le médicament guérissait par similitude d'action : il employa cette racine de sénéga dans la pneumonie, et obtint de tels succès, que les magistrats de Philadelphie lui décernèrent une récompense publique; c'était en 1736. Citerai-je l'opium ? On le savait excitant et irritant, et on l'employait contre l'inflammation. Alston prouvait, par des expériences microscopiques sur les grenouilles, qu'il détermine des congestions, et on l'employait contre les hémorrhagies. Je ne veux pas citer tous les exemples modernes, et non plus descendre jusqu'à ces usages journaliers du même genre et si connus ; mais j'engage à parcourir le premier traité de matière médicale venu, et à observer les faits semblables à ceux que je viens de signaler : on les trouvera en aussi grand nombre que l'on pourra constater de fois le rapport entre l'action physiologique et l'action thérapeutique.

La constance de ces rapports a dû frapper Hahnemann ; et

quoique la formule de ces rapports ait une apparence paradoxale, elle n'exprime pas moins un fait vrai et positif : *les
médicaments produisent sur l'homme sain des phénomènes
semblables à ceux qu'ils guérissent.*

Hahnemann a voulu expliquer l'action thérapeutique qui
se produit alors, avec cette idée que la cause médicamenteuse
se *substitue* à la cause morbide dans l'organe malade, et rem-
place ainsi une maladie par une autre moins durable, plus
fugitive et moins grave. C'est là une explication, pas autre
chose. Il a voulu la prouver en rapportant un grand nombre
de faits cités dans les auteurs, qui prouvent que deux maladies ne peuvent siéger à la fois dans le même individu ; que,
par exemple si on inocule la variole pendant la marche d'une
rougeole, celle-ci continue son cours, et après elle la variole
prend le sien. Il remarque que ce sont surtout les maladies
qui siégent sur un même organe qui ne peuvent exister en
même temps, telles que les maladies cutanées. Je ne puis
qu'engager à lire ces détails dans l'*Organon.* Beaucoup de
médecins qui, du bout des lèvres dédaignent notre auteur,
pourraient voir et apprécier de quelles recherches il était capable. Ils y apprendraient, par des exemples, ce qu'avait
avancé J. Hunter, et ce qui est le sentiment de la tradition,
que la rougeole peut être boutonneuse, mais qu'elle ne se rencontre pas avec la variole, et qu'il en est ainsi de la plupart
des maladies, qui s'excluent réciproquement. C'est là, au reste,
une question purement pathologique; et si je l'indique, quoiqu'elle ne soit pas de ce sujet, c'est pour montrer qu'il serait
peut-être convenable de lire les auteurs avant de les critiquer
avec tant d'amertume qu'on le fait : on apprendrait à être
plus juste et moins passionné.

L'explication donnée par Hahnemann sur la manière dont
se fait la guérison est-elle bonne ? On comprend que cela im-

porte fort peu, et que du moment où la loi d'indications est vraie, c'est tout ce que l'on peut demander. Quelques médecins pensent que le médicament ne guérit que par la *perturbation* qu'il vient causer dans la fonction malade ; c'est encore là une explication. D'autres médecins admettent seulement que la fonction malade est *modifiée* par le médicament. *Substitution, perturbation, modification,* sont des mots qui expriment des explications théoriques, et non des faits réels ; il ne les faut prendre que pour ce qu'ils valent. Le médecin qui s'occupe sérieusement de son art doit tenir avant tout à ce que le rapport qui détermine les indications soit vrai ; que le médicament guérisse, c'est tout ce qu'il demande ; et il s'embarrasse peu des explications. Aussi les laissons-nous pour ce qu'elles valent.

Il ne suffit pas de montrer que la loi *des semblables* est l'expression véritable des faits ; il faut encore montrer qu'elle est rationnelle, et qu'elle est un progrès sur la théorie de Bichat. Mais, préalablement, il est bon de voir comment les choses, prises d'un certain côté, paraissent quelquefois ridicules, et que, lorsqu'il s'agit de résultats scientifiques, il faut se garder de prendre les choses en plaisantant, si l'on ne veut tomber dans l'erreur.

J'ai déjà fait voir comment Hahnemann lui-même a dérogé à cette manière de gravité scientifique dans sa critique du principe hippocratique des contraires. J'ai dit comment il était blâmable, et comment il l'était plus que tout autre, puisqu'en agissant ainsi il s'attirait des représailles semblables. En effet, le principe *similia similibus curantur* explique le rapport qui existe entre la maladie et le médicament ; mais il ne dit pas plus que le principe *contraria contrariis curantur* si le rapport doit être établi entre les phénomènes ou les causes, et l'on peut très-bien, comme on l'a fait, le critiquer facilement, et le faire tomber dans le ridicule, si on le prend comme exprimant un rapport entre les causes. En effet, établissons le rapport entre la cause morbide et la cause médicamenteuse. Nous dirons d'abord, que la similitude n'est qu'un terme imparfait de rapport, qu'il n'explique pas une relation parfaite, parce qu'il y a une similitude parfaite qui est l'identité, et une similitude imparfaite qui est le contraire. Si nous prenons la similitude comme approximative, elle n'est pas suffisante et n'a rien de fixe. Si nous la prenons comme imparfaite, elle mène au contraire, ce qui n'est pas la pensée de l'auteur. Si nous la prenons comme une similitude parfaite, nous avons l'identité, et nous arrivons alors à conclure que la cause médicatrice, devant être identique à la cause morbide, n'est pas autre chose que la cause morbide elle-même. Pour guérir une maladie, nous employons la même maladie : les accidents mercuriels se guérissent par le mercure ; l'empoisonnement par le plomb se guérira par le plomb, etc., etc. La critique, on le voit, est très-facile à ce point de vue ; mais elle n'est pas solide, parce qu'elle ne porte même pas sur la question. Ce n'est pas entre la cause morbide et la cause médicamenteuse que le rapport est établi, c'est entre leurs effets, les causes restant différentes ; de même le principe des contraires n'établit qu'un rapport entre les causes et non entre les effets. Nous pouvons dire que le principe *contraria contrariis curantur* est vrai dans la *médication spécifique*, et que le principe *similia similibus curantur* est vrai dans la *médication symptomatique*. Peut-être même pouvons-nous dire d'une manière générale que le médicament à opposer à la maladie doit *être contraire dans sa nature, et semblable dans ses effets*. Alors, que la similitude arrive jusqu'à l'identité, et il n'y aura pas imperfection.

Mais en quoi ce principe des semblables rapproche-t-il la

méthode de Hahnemann de celle de Bichat, et est-elle pour celle-ci un progrès?

Supposons la loi des semblables inconnue, et un esprit qui, convaincu des difficultés d'analyses physiologiques que renferme la méthode de Bichat, veuille trouver un moyen empirique pour la pouvoir appliquer cependant. Cela posé, nous reconnaissons d'abord deux principes: 1° que les médicaments ne guérissent que par les changements fonctionnels qu'ils déterminent, et non par une vertu spécifique particulière : ce principe appartient à la fois à Bichat et à Hahnemann ; 2° que les phénomènes morbides du corps vivant dépendent dans leurs formes de la fonction malade, et non de la cause morbide ou médicamenteuse qui les peut produire : c'est encore un principe commun aux deux auteurs, et généralement adopté maintenant ; on le prouve par l'observation qui démontre que les pustules, par exemple, se forment sous l'influence de plusieurs causes, et qu'ainsi la forme de l'affection ne dépend pas de la cause.

Ces deux principes étant posés, le raisonnement conclut de suite : Quel est le médicament qui guérira? celui qui portera son action sur la fonction malade. Et comment savoir qu'il porte son action sur cette fonction? en prouvant par l'expérimentation physiologique qu'il détermine des accidents dans cette fonction. Mais, cette fonction pouvant être modifiée de plusieurs manières, quel médicament sera convenable dans telle modification? le médicament qui, par l'expérimentation physiologique, agira sur cette modification. Mais comment voir qu'il agit sur cette modification? par les accidents qu'il produit. Mais quels accidents produira-t-il? ceux que la fonction produit, puisque les phénomènes dépendent de la fonction, et non de la cause qui la modifie. — Le médicament qui guérira telle affection agira donc sur la fonction et la modification particulière ; et on reconnaîtra que cette action est bien la sienne en ce que, sur l'homme sain, il déterminera des phénomènes semblables à ceux qu'il doit guérir. *Similia similibus curantur*, telle est la loi des indications.

Ce que Bichat trouve par l'analyse physiologique, Hahnemann le trouve par l'expérimentation pure : le premier arrive à une vérité d'analyse théorique qui est presque inapplicable à cause de ses difficultés ; le second arrive à une vérité d'expérimentation applicable, mais qui a besoin d'explication. L'une des méthodes est plutôt théorique, l'autre méthode est plutôt empirique. Que les observateurs, qui disent ne pas être pour la théorie, jugent et se décident. Pour nous, la vérité se trouve dans l'alliance de ces deux méthodes, se contrôlant et se vérifiant l'une par l'autre.

IX. — Réformes d'administration des médicaments.

J'arrive aux réformes proposées par Hahnemann dans l'administration des médicaments. Il faut bien examiner tout ce qu'il a dit, puisqu'on l'attaque dans tout ce qu'il a fait, et que les hommes qui nous reprochent de l'étudier s'appuient sur cette opinion qu'il n'a rien fait de bien. Si l'on reconnaissait qu'il a pu faire quelque chose de bien, on nous permettrait de l'étudier ; et si on nous permettait de l'étudier, on nous permettrait de le citer. Mais comme l'énoncé de son nom suffit à nous faire mettre hors de concours, il faut croire qu'il est défendu de le citer parce qu'il est défendu de l'étudier, et qu'il est défendu de l'étudier parce qu'il n'a rien fait de bien. Dans les paragraphes qui précèdent, je crois avoir prouvé surabondamment que les faits et la raison ne peuvent justifier cette opinion. Voyons maintenant si les réformes d'administration sont plus absurdes.

Hahnemann conseille de ne pas mêler les médicaments, de
les isoler dans les préparations, de les donner un à un, pour pouvoir mieux apprécier l'action qui appartient à chacun d'eux.
C'est ce que vous exprimez ainsi dans votre livre : « N'est-il
pas évident, d'un autre côté, que pour étudier les effets propres
d'une substance, celle-ci ne doit point être mêlée à d'autres
substances étrangères, sans quoi il serait impossible de savoir
laquelle a produit les phénomènes observés? »

Je n'irai pas loin chercher une autorité justificative ; je me
contenterai de citer encore quelques passages de Schwilgué...
« Des médecins observateurs, dit-il, ont depuis longtemps dé-
« noncé à l'opinion publique les mélanges informes encore si
« usités par beaucoup de praticiens. » Fourcroy avait surtout
insisté sur ce point (1). « Tant qu'on fera usage, dit-il, des re-
« mèdes composés de la pharmacopée galinique, tant que la
« routine continuera à dicter aux médecins les formules com-
« pliquées d'un plus ou moins grand nombre de médicaments,
« *on ne pourra jamais rien savoir d'exact sur leurs véritables*
« *propriétés.* L'ancienne école de Cos employait des remèdes
« simples ; elle ne se servait point de ces mélanges informes
« qui surchargent nos dispensaires ; elle ne mêlait point dans
« les mêmes décoctions une douzaine de plantes qui ne peu-
« vent que les rendre épaisses, visqueuses et dégoûtantes ; elle
« ne connaissait point les apozèmes compliqués, les tisanes
« royales ; ces indications multipliées qui font la base de l'art
« de formuler n'existaient point pour elle ; simple comme la
« nature dans ses opérations, *elle ne présentait aux malades*
« *qu'un seul remède, et elle ne les administrait que l'un après*
« *l'autre,* lorsque les circonstances exigeaient qu'on en chan-

(1) *Traité sur l'Art de connaître et d'employer les médicaments.*
Paris, 1785.

« geât la nature. Si on ne renonce à ce luxe dangereux intro-
« duit par l'ignorance et la superstition; si l'on tient toujours
« au mélange d'une base médicamenteuse, d'un adjuvant ou
« auxiliaire, d'un ou plusieurs correctifs, mélange dont on
« fait un art que je ne dois pas craindre de présenter comme
« illusoire et dangereux, la science restera dans l'état où elle
« est. » Schwilgué ajoute plus loin : « M. Pinel n'a cessé d'é-
« veiller l'attention sur l'abus des mélanges médicamenteux,
« tant dans ses cours publics et particuliers que dans ses ou-
« vrages ; il n'emploie qu'une à deux substances à la fois.
« Bichat suivait une marche analogue, lorsqu'il nous a été
« enlevé au milieu de ses nombreuses recherches. Toutes les
« expériences que j'ai tentées, *je les ai faites avec des corps em-*
« *ployés isolément; j'ai choisi ceux-ci aussi purs que possible,*
« *et ne leur ai fait éprouver que les préparations les plus sim-*
« *ples, que celles qui étaient indispensables à leur adminis-*
« *tration.* » Je souligne cette dernière phrase, qui résume
toute la pensée de l'auteur, et qui renferme les deux idées des
deux réformes que Hahnemann a considérées comme utiles :
l'unité de médicament et la *simplicité de la préparation.*

Les auteurs que je viens de citer ont fait valoir en faveur
de l'administration d'un seul médicament l'argument que
Hahnemann a fait également valoir, à savoir, que, dans les
compositions habituelles, on ne distingue pas quelle est l'action qui appartient à chacun des agents du mélange. C'est là
une raison forte et solide; mais elle peut être considérée par
beaucoup de personnes comme n'ayant de valeur que dans
l'expérimentation, que lorsqu'il s'agit de déterminer positive-
ment l'action qui est propre à chaque agent, quoiqu'en réalité cette raison ait également de la force dans la pratique,
puisque alors il est également nécessaire de savoir quelles actions ont été produites par les médicaments qui ont été don-

nés. On a également recommandé d'éviter les compositions, parce que les corps mêlés peuvent réagir l'un sur l'autre et se décomposer mutuellement. Les partisans de la combinaison ont souscrit à cette remarque en ayant soin de ne mêler que des corps qui sont connus pour ne pas réagir uniquement l'un sur l'autre. Cela est très-bien : mais toutes les réactions chimiques sont-elles connues? Des corps qui n'agissent point l'un sur l'autre rapidement peuvent agir à la longue. Mais voici une autre raison donnée par Schwilgué lui-même : *Ils peuvent*, dit-il, *entraver leurs actions réciproques, quoiqu'ils ne se décomposent point*. L'action de l'un sera peut-être contre-balancée par celle de l'autre, ou bien elles se combattront réciproquement, et laisseront l'action morbide poursuivre sa marche. « Que fait-on, dit Schwilgué, en administrant à la « fois des médicaments propres à déterminer sur un même « organe deux effets différents (et les effets seront différents, « puisque les causes sont différentes), exemple : le vomitif et « l'opium? N'arrivera-t-il pas de trois choses l'une? Si le vo-« missement a lieu, ne s'oppose-t-il pas à l'action de l'o-« pium? Si celui-ci agit d'abord, ne rend-il pas nulle l'action « de l'autre? Et d'autres fois ne résulte-t-il pas une action « particulière qui n'est ni l'une ni l'autre des deux précé-« dentes? » Ce qui arrive ici arrive sous d'autres formes, lorsque deux médicaments, quels qu'ils soient, sont adminis-trés ensemble.

Ainsi, d'après des auteurs dont on ne peut récuser la com-pétence, le mélange des médicaments est inutile et même nuisible : 1° parce qu'il empêche dans l'expérimentation de re-connaître l'action de chacun des agents mêlés; 2° parce que dans la pratique il empêche de reconnaître l'action qu'on a voulu produire par chacun des agents mêlés; 3° parce que les médicaments mêlés se peuvent décomposer réciproquement;

4° parce qu'ils se nuisent réciproquement dans leurs actions en se combattant.

Si nos adversaires avaient lu Hahnemann, s'ils l'avaient étudié, ils eussent compris bien mieux encore cette nécessité de n'employer qu'un médicament à la fois; au moins, en jugeant les raisons du réformateur, ils eussent reconnu qu'il n'est pas si absurde qu'ils le veulent bien dire. Par suite même du principe des indications morbides, du principe du *concours des symptômes*, il était obligé à reconnaître l'unité de médicaments, de même qu'en acceptant l'unité de médicaments il était obligé d'accepter *le concours des symptômes* comme indication morbide. Ces deux réformes se tiennent l'une l'autre, et ne s'établissent réellement que sur la destruction de l'ancienne *médication symptomatique*.

Nous avons montré plus haut comment Hahnemann avait considéré les indications morbides de la *médication symptomatique*, et comment il avait arrêté sa méthode sur le *concours des symptômes*, quelles avaient été ses raisons, quel avait été son but. Remarquons maintenant que, ne prenant qu'une seule indication, il ne devait prendre qu'un seul médicament. Son indication est l'ensemble des phénomènes, desquels il tire la nature de la maladie par une conception clinique du mouvement morbide qui relie tous les symptômes entre eux et les réunit dans une seule impulsion. Si, au contraire, il avait accédé à la multiplication des indications, comme cela se fait et s'est fait si souvent dans la médication symptomatique; s'il eût pris à tâche de traiter séparément et concurremment les divers symptômes, il eût accepté les anciennes formules composées, il y eût été obligé. Pour la pneumonie, par exemple, il eût réuni dans une seule potion le médicament qui doit calmer l'appareil fébrile, le médicament qui doit modérer la fluxion pulmonaire, le médicament qui doit calmer la douleur, le médicament qui doit diminuer les quintes de toux, le médicament qui doit calmer l'exagération des mouvements respiratoires, le médicament qui doit arrêter les vomissements, etc., etc. Il eût ainsi accumulé dans une seule prescription cinq, six médicaments, ou même davantage. Mais, reconnaissant cette manière comme vicieuse, il pose que le médecin doit s'occuper des phénomènes principaux et dominants chez le malade, en former un ensemble sur lequel il doit fixer les yeux, puis trouver un médicament *unique* qui s'adresse à ce concours de symptômes et le modère. Dès que la face de la maladie change, dès que le concours des symptômes se montre tout autre, il change de nouveau le médicament pour répondre à la nouvelle indication. Je crois, ainsi que je l'ai dit, que quelquefois un seul symptôme est dominant et doit fixer l'attention ; lui modéré, les autres se calment : dans ce cas, il suffit encore d'un seul médicament.

Pour quiconque raisonne la véritable indication de la *médication symptomatique*, il sera clairement démontré que le *concours des symptômes* demande l'unité de médicaments, et que l'unité de médicaments force également à prendre pour indication le concours des symptômes. Telle est la réforme que l'on rencontre dans Hahnemann, et que quelques médecins traitent de premier abord, sans étude et sans réflexion, d'*absurdité*. Encore une fois, que le public juge !

Pour la préparation des médicaments, Hahnemann a déclaré deux maximes : *la préparation la plus simple* et *la préparation la plus sûre*, qui donne le mieux et conserve le mieux l'action des médicaments. En vérité, je n'ose pas essayer de démontrer ces vérités, et de prouver qu'elles ne sont pas *absurdes*. Elles n'auraient pas pour elles l'autorité de la tradition et du mouvement thérapeutique moderne qui les a adoptées, que je croirais faire injure au bon sens du public en esquissant même une démonstration ; ce sont de ces vérités tellement claires par elles-mêmes, qu'il suffit de les énoncer pour qu'elles soient reconnues vraies.

X. — RÉFORME DES DOSES.

Question des doses : c'est, disent nos adversaires, la plus ridicule ; c'est, disent des disciples de Hahnemann, la plus importante. Elle a son importance, sa valeur réelle ; elle est un progrès véritable ; mais elle n'est pas cependant si importante qu'on le veut bien dire. Les questions véritablement graves et importantes sont les questions des *indications morbides* et des *indications de médicaments*, parce que ce sont elles qui sont la base de l'action thérapeutique, qui sont le principe même de l'action médicale. Aux yeux de Hahnemann lui-même, la question des doses est secondaire ; et on doit l'en croire, lui qui fut inventeur et qui dut avoir pour son œuvre l'amour et les susceptibilités de la paternité. Il n'avait pas encore découvert les doses infinitésimales, quand il s'arrêta aux deux principes d'indications que nous avons fait connaître, *le concours des symptômes* et *la loi des semblables ;* et la question des doses serait-elle abandonnée, que les réformes d'indications de Hahnemann subsisteraient encore, elles subsisteraient parce qu'elles en sont indépendantes. La question des doses fut pour Hahnemann ce qu'elle doit être pour nous, une découverte postérieure, une invention secondaire, *un accroissement.*

La question des doses serait donc jugée absurde, qu'il ne s'ensuivrait pas que la méthode de Hahnemann le soit et doive être méprisée. Mais il s'en faut encore de beaucoup que cette question puisse être jugée telle. Examinons ces choses avec calme.

Hahnemann, dit-il, découvrit que les médicaments, aux doses auxquelles on les donne habituellement, occasionnent des aggravations dans les accidents qu'ils doivent guérir. Il diminua ces doses, et trouva encore l'aggravation. Il diminua ainsi toujours, et arriva à ce qu'on appelle les doses *infinitésimales*. Ces doses trouvées, il essaya plusieurs médicaments qui étaient regardés comme inertes, et trouva qu'ils avaient une action réelle. Tel fut le lycopode, par exemple.

Ce que nous avons vu jusqu'à présent des réformes de Hahnemann prouve surabondamment que ce ne fut ni un étourdi jugeant avec légèreté, ni un imaginaire se repaissant d'illusions, ni un ignorant innovateur, ni un observateur inattentif. C'est donc une affirmation grave que la sienne ; et la juger sans la discuter et sans l'étudier serait faire preuve d'un mauvais vouloir avéré, ou d'une opposition systématique, têtue et inintelligente. Soyons donc sérieux.

Hahnemann dit avoir observé : il nous est bien facile d'observer également et de contrôler ce qu'il dit. L'observation doit décider la question. Or, il y a en Allemagne, en Russie, en Prusse, en Belgique, en Espagne, en Angleterre, en France enfin, dans notre pays, quelques MILLIERS de médecins qui ont observé, et reconnu que Hahnemann avait dit vrai, se sont conformés à ses instructions, observent encore tous les jours, et reconnaissent chaque jour la vérité des observations ; convaincus que ces nouvelles doses sont un progrès, ils se dévouent à les pratiquer sur des milliers de malades, qui en sont contents et s'en trouvent bien. Il y a dans l'Allemagne des hôpitaux où ces observations se font publiquement, et se poursuivent avec succès, de l'agrément des gouvernements, qu'on ne peut accuser de connivence, à moins qu'on ne les soupçonne de propager ces réformes pour se débarrasser de leurs gouvernés, et faire le vide dans leurs

États ! Enfin, vous-même, mon cher maître, avez fait une suite d'observations exactes et publiques dans un hôpital de Paris ; vous avez publié de ces observations (1), que plus de trente médecins de la capitale ont constatées, que les internes de l'hôpital ont vérifiées. Une hostilité formidable et haineuse s'est élevée : on vous a dénoncé au public, et le public vous a approuvé ; on vous a dénoncé au ministre et à l'administration des hôpitaux, et *le ministre et l'administration ont fait une enquête, ont constaté que la mortalité était moins grande dans votre service que dans les autres,* ET VOUS ONT ENGAGÉ A POURSUIVRE LE COURS DE VOS ÉTUDES COMME UTILES A L'HUMANITÉ ; *et vous continuez publiquement vos observations dans un hôpital public ;* votre livre paru, chacun a pu y voir quel résultat donnent ces doses ; ce sont ces résultats que j'ai enregistrés plus loin.

Devant ce concours de faits, de preuves, de déclarations publiques, d'observations concluantes, quel jugement peut-on porter ?

Mais je ne veux pas me contenter des faits, et je veux savoir si raisonnablement les petites doses sont acceptables. Beaucoup de médecins, convaincus par les faits, hésitent encore, restant retenus par un certain sentiment que l'on peut ainsi traduire : *Cela ne me semble pas rationnel ; c'est peut-être vrai, mais c'est extraordinaire.* Voyons donc si les petites doses sont *si extraordinaires* et *si peu rationnelles.*

Hahnemann dit d'abord, que les doses doivent être baissées pour ne pas avoir d'exagération des phénomènes. Cela n'est pas extraordinaire et se comprend. Si l'observation donne raison à cette assertion, il ne peut y avoir d'objection. Mais consultons l'autorité de Schwilgué : *Toutes les fois,* dit-il,

(1) J. P. Tessier, *Recherches cliniques sur le traitement de la pneumonie et du choléra, suivant la méthode de Hahnemann.* Paris, 1850.

que le médicament n'exerce pas d'action constante, et qu'il peut facilement déterminer un effet trop intense et pernicieux, il convient de n'employer que de petites doses et de les répéter à des distances plus grandes.

Hahnemann dit encore que certains médicaments, sans effet aux doses ordinaires, ont une action à des doses infiniment moindres. Consultons ce que dit Schwilgué : *Tous les corps n'exigent pas le même degré de concentration pour agir d'une manière déterminée;* QUELQUES-UNS N'ONT D'ACTION QUE LORSQU'ILS SONT TRÈS-ÉTENDUS.

Schwilgué avance une troisième raison pour engager à baisser les doses; il dit : *Un médicament très-étendu est, toutes choses égales d'ailleurs, moins propre à déterminer une action locale* (sur le lieu où il est administré), ET PLUS SUSCEPTIBLE D'ÊTRE ABSORBÉ. Cette raison n'est pas à dédaigner. Si, en effet, un médicament agit sur le lieu où il est déposé, il y suscite un mouvement qui aura pour résultat de l'accaparer et de l'altérer : dans l'estomac surtout, le médicament sera altéré, changé chimiquement, ou modifié dans ses forces et sa composition moléculaire par les liquides qui l'environneront. Ainsi, son action étant plus spéciale sur l'estomac, qui l'a reçu en particulier, toute l'action du médicament se concentrera sur cet organe, à supposer même que le médicament soit absorbé. Mais le médicament sera-t-il réellement absorbé s'il a épuisé son action sur la partie où on l'a déposé? Et aussi ce médicament, à supposer qu'il lui reste encore une action à produire après la première action locale, sera-t-il réellement dans le cas de produire cette action? Les changements et altérations qu'il a subis dans l'estomac le laissent-ils dans le même état? et si ce médicament agit encore, une fois absorbé, sera-ce bien le médicament qui a été donné qui agit? Ne sera-ce pas plutôt un nouveau médicament, résultat du premier, altéré par les autres liquides?

Ce reproche déjà fait depuis longtemps aux médecins qui croyaient voir les médicaments agir par leurs propriétés chimiques, et aux médecins naturalistes qui croyaient voir ces médicaments agir par leurs qualités naturelles, d'odeur, de saveur, etc., ce reproche est toujours le même, et s'adresse encore à ceux qui donnent des médicaments susceptibles d'être altérés avant que d'être absorbés. Entendons-nous sur le principe actif des médicaments. Comme on en reconnaît trois, quel est réellement celui qui agit? Est-ce par ses qualités naturelles que le médicament agit? est-ce par ses qualités chimiques? est-ce par le principe même des forces qu'il développe, par son principe substantiel? Les théories chimiques et naturalistes sont tellement vicieuses, ainsi que je l'ai montré, qu'on ne peut s'y arrêter; mais quand même on les accepterait, qui et quoi pourraient démontrer que le médicament arrive bien après l'absorption au lieu de son action, sans être altéré, et qu'il y agit réellement par ses qualités chimiques ou naturelles? Toutes les tentatives pour une telle démonstration ont échoué.

Mais, sans rechercher toutes les preuves qui militent contre ces opinions, ou en leur faveur, et sans entamer une discussion si longue, nous pouvons partir de ce point de la question, que Hahnemann n'a point adopté une opinion absurde en adoptant l'opinion que les médicaments agissent par *une vertu spéciale qui est en eux*, comme disait Galien, ou *par les qualités de leurs substances*, comme nous dirons avec les philosophes du moyen âge. Or, ce point admis, il est évident que la substance du médicament réside aussi bien dans la partie que dans le tout; et que ce médicament, fût-il extrêmement divisé, sa substance serait encore dans les divisions les plus incalculables, et serait par conséquent capable d'action.

De telle sorte· que si vous craignez que le médicament soit altéré dans sa masse par des actions chimiques ou physiques, vous pouvez diviser ce médicament jusqu'à ce que ces actions ne se produisent plus, et vous aurez cependant encore un médicament capable d'action, puisque sa substance subsistera toujours.

Disons mieux. Si nous admettons cette loi souverainement vraie que *l'action des substances est toujours en raison inverse des accidents matériels*, que, par exemple, plus la substance est dépouillée des accidents qui l'accompagnent, plus elle est forte ; que plus ces accidents ont d'action, moins la substance en a, nous reconnaîtrons qu'un médicament aura son action substantielle d'autant plus forte, que l'action des qualités naturelles et l'action des qualités chimiques seront toutes deux développées. Il faut donc, pour qu'un médicament ait son action substantielle complète, qu'il soit débarrassé autant que possible de ses actions physiques et chimiques. Pour arriver à cela, il n'y a qu'un seul procédé, la *division*. Elle est inutile quand des médicaments ont si peu de qualités physiques et chimiques, que l'action substantielle peut se faire complétement ; elle est nécessaire dans le cas contraire. Par la division, en effet, vous amoindrissez à chaque fois les qualités physiques et chimiques ; vous les diminuez autant de fois que vous les divisez ; tandis que la substance a beau être divisée, son action est la même : l'action substantielle du carbonate de chaux est aussi développée et aussi forte dans un grain de cette substance que dans une montagne de marbre, tandis que l'action chimique et l'action physique sont en raison de la masse. *L'action des substances est donc en raison inverse des masses*, non point parce que ces actions augmentent réellement dans les petites masses, mais parce que, débarrassées des actions physiques et chimiques qui les annihilaient, elles se montrent plus complètes. Plus donc vous divisez un médicament, plus il doit agir ; et ce n'est pas une absurdité, même au point de vue logique, que de préconiser de petites doses.

Vous comprenez, mon cher maître, que je ne puis développer ici toutes les raisons qui peuvent justifier et expliquer les *petites doses*. Il me semble, toutefois, que j'en ai assez dit pour faire voir qu'en donnant mon adhésion à ces vérités nouvelles j'ai eu pour moi l'observation , la conviction du public , l'autorité d'auteurs recommandables , et la raison enfin, qui ne doit pas être dédaignée.

Cependant, je rappellerai quelques faits connus, et qui justifient l'usage des petites doses, pour ceux que les faits naturels frappent plus vivement que les raisons précédentes. Ainsi, on connaît les propriétés du carmin, dont les divisions extrêmes suffisent à colorer des volumes considérables d'eau. On sait qu'un grain de musc suffit à odorer un appartement pendant plusieurs mois. On connaît la division extrême des ondes sonores, puisque le son qui sort d'une cloche d'un mètre de diamètre s'étend à deux lieues à la ronde, et se divise ainsi en une masse presque incalculable d'air atmosphérique. Rappellerai-je les expériences présentées à l'Institut par M. Bouchardat, qui a tué rapidement des poissons, en mettant dans leur eau des quantités infimes de bicyanure de mercure ? Rappellerai-je ces actions que la chimie moderne a découvertes et qu'on connaît sous le nom d'*influences par contact ;* les acides assez étendus d'eau pour ne plus agir chimiquement et agissant sur la pectore et les granules amylacés ; l'action si remarquable de la diastase sur la fécule ; une partie de la première changeant trois mille parties de la seconde en dextrine et puis en sucre ? Rappellerai-je encore les expériences de Spallanzani sur les fécondations artificielles chez les grenouilles ? trois grains de sperme lui ont suffi pour rendre fécondante une livre d'eau ; un globule de cette eau, qui ne devait contenir qu'un 2,994,687,500^{me} de grain, suffisait pour féconder un œuf ! MM. Dumas et Prevost ont prouvé, dans leurs expériences sur la fécondation, que, *pour réussir dans les fécondations artificielles, il importe que le sperme soit délayé ; trop concentré, il perd de son action.*

Mais pourquoi tant discuter ? Que nos adversaires admettent les conclusions de Schwilgué, et cela suffit. *Ce n'est*, dit cet auteur, *que par des expériences cliniques répétées qu'on doit déterminer les doses des médicaments.* Cette conclusion sera, s'ils le veulent bien, le point de transaction.

Au reste, ce sujet des doses est loin d'être élucidé ; il est un côté de la question sur lequel on ne s'est pas encore assez arrêté : c'est celui de *la variation d'action suivant les doses.* Ce n'est pas ici le lieu d'entrer dans les détails, mais je ne puis omettre de rappeler ce principe un peu trop oublié.

XI. — Observations.

Le lecteur impartial peut juger après ce qui précède, que l'on pouvait tenter l'observation de la méthode. Selon la raison, cette méthode n'est pas étrange et absurde comme quelques ignorants le disent ; selon la tradition, elle est acceptable comme une conséquence logique de vérités antérieures ; selon le sentiment d'un grand nombre de médecins, elle est utile ; selon le sentiment public, il faut l'étudier. Reste à savoir si l'observation ne vient pas détruire ces engagements premiers.

Je ne me suis jamais illusionné sur la délicatesse toute spéciale qu'il fallait apporter dans cette observation. D'une part, il y avait un nombre assez considérable de médecine honorables qui demandaient une expérimentation impartiale; d'un autre côté, des médecins également honorables, s'appuyant sur les anciennes observations de M. Andral, et sur un sentiment vague de répulsion et de ridicule colporté contre les réformes nouvelles, disaient que la question était jugée. Sans doute, ils reconnaissaient que ces observations anciennes n'avaient pas été complètes, non plus que celles faites à Lyon et à l'Hôtel-Dieu de Paris; mais il suffisait selon eux d'un commencement de preuves pour repousser une méthode entachée de ridicule. Dans ces circonstances, l'observation présentait des difficultés sur lesquelles je ne me faisais pas d'illusion. Il me semblait qu'elle devait être faite sur des maladies importantes, pour qu'elle fût concluante ; qu'elle devait être faite par un homme ayant sérieusement étudié la question, et qui eût, par son caractère et sa position, une autorité nécessaire à l'affirmation des résultats ; qu'elle devait être relevée, non par celui qui la faisait, et pouvait dans ses notes en altérer plus ou moins légèrement la portée ; qu'elle devait être publique, pour être facilement contrôlée journellement par tout médecin étranger. Il fallait encore que celui qui entreprenait ces observations fût dégagé de tout esprit de parti ; qu'il eût assez de force pour ne pas se décourager au premier pas, assez de prudence pour ne rien engager témérairement, assez de caractère enfin pour se mettre au-dessus du bruit qui nécessairement accompagnerait ses travaux et ses conclusions. Car, on ne pouvait se le dissimuler, si l'observation était défavorable, les partisans des réformes accuseraient l'observateur ; si, au contraire, l'observation était favorable, les adversaires récuseraient les observations ; quel que dût être le résultat, il fallait s'attendre à une hostilité.

Quand vous commençâtes vos recherches, mon cher maître, je fus donc tout à la fois et content et affligé. J'étais content, parce que je savais que les observations seraient complètes, impartiales, exactes, satisfaisantes en tout point, et qu'ainsi l'on connaîtrait enfin la vérité. J'étais encore content, parce que je connaissais votre autorité, votre indépendance et votre caractère, et que j'en augurais une affirmation plus complète, plus grande de ce qui était la vérité. Mais aussi, j'étais affligé, de vous voir, dans l'avenir, voué nécessairement à une hostilité, quel que dût être le résultat de vos travaux. Sans doute que je ne craignais pas la discussion ouverte et franche d'un certain nombre de très-honorables médecins qui ne partagent pas notre manière de voir ; mais je redoutais ces menées secrètes, ces calomnies propagées dans les chuchotements, ces injures même que ne vous ont pas ménagées, et qu'ont fait rejaillir jusqu'à nous, humbles élèves, ces médiocrités envieuses et méchantes qui ne trouvent que dans l'ombre le secret de leur puissance et de leur élévation. Quoi qu'il dût en être, les observations furent faites.

Me permettrez-vous, mon cher maître, de donner au public la connaissance de vos attentions, de vos prudences, de vos soucis? Dirai-je avec quel soin vous suiviez ces expérimentations, comment vous attendiez avec anxiété les effets du médicament, comment vous calculiez si l'exacerbation dépendait de la maladie ou du médicament, comment vous recherchiez les phénomènes critiques pour juger de leur cours naturel et de leur cours modifié? En disant ceci, ce n'est plus à vous que je m'adresse, c'est au public médical : je ne parle que pour constater la manière dont furent faites ces observations ; et j'en appelle, à ce sujet, à tous les médecins étrangers au service, qui ont pu constater par eux-mêmes ces délicatesses d'attention. Je tiens à le dire pour nous, élèves, qui, ayant suivi sous votre conduite cette sérieuse expérimentation, tenons à honneur de faire connaître que nous ne nous sommes conduits qu'avec calme et modération. Je demanderai à tous ceux qui nous attaquent, s'ils furent jamais tels dans leurs observations?

Mais voyons ce qu'a produit cette expérimentation.

Constatons d'abord qu'il y avait deux résultats à rechercher : l'un, positif ou négatif; l'autre, comparatif. Il fallait d'abord savoir si la méthode produisait ou ne produisait pas des résultats ; et ensuite, il fallait savoir quels étaient ces résultats comparés à ceux des autres méthodes.

Votre livre des *Recherches* contient le relevé des observations de 40 malades atteints de pneumonie, et de 20 autres atteints de choléra. En présentant ces observations, votre but, dites-vous, « était uniquement de convaincre mes confrères de la « nécessité de ne point condamner cette méthode thérapeu-« tique en vertu d'une prétendue science infuse, au lieu de « l'étudier expérimentalement. » Or, ces observations prouvent-elles que la méthode mérite d'être examinée?

Les 40 malades atteints de pneumonie sont les 40 premiers sur lesquels vous avez fait l'expérimentation complète : ils n'ont pas été choisis. Les 20 autres malades atteints de choléra sont les 20 premiers qui sont entrés dans votre service, au commencement de l'épidémie de 1849 ; ici encore, il n'y eut pas de choix.

Les observations de ces malades ont été rédigées en dehors de votre influence, par les internes du service, anciens condisciples, qui ont apporté à cette œuvre leur loyauté indépendante de jeunes gens, et leur généreux dévouement à la vérité, au mépris de ce que l'on pouvait dire et de ce que l'on disait de leur foi. Ces observations ont donc un caractère inattaquable d'authenticité et de vérité.

Sur les 40 malades atteints de pneumonie, il y a eu 3 morts.

Sur les 20 malades atteints de choléra, il y a eu 7 morts.

Ces résultats parlent assez d'eux-mêmes, et il est inutile

d'y rien ajouter pour prouver que la méthode de Hahnemann n'est ni absurde ni meurtrière.

Reste à savoir quel est le résultat comparatif, résultat beaucoup plus grave, parce qu'il est non-seulement un encouragement à l'étude de cette méthode, mais encore un engagement à sa pratique. Il faut cependant savoir que ce résultat est difficile à atteindre, qu'il demande des observations considérables que nous ne possédons pas. Vous avez compris cette difficulté, et vous n'avez pas voulu engager cette question par la modération de votre marche, et la difficulté du sujet. Vous vous exprimez ainsi : « Si j'avais fait une statistique, il serait « demeuré constant que tous les malades (atteints de pneu- « monie) entrés dans mon service avant la suppuration ont « guéri, à l'exception d'un seul. Ce nombre de guérisons, « comparé à celui qu'on obtient par la méthode ordinaire « (saignée, antimoine, vésicatoires), donnerait à cette der- « nière une infériorité dont je ne suis pas encore assez con- « vaincu pour l'affirmer sous quelque forme que ce soit. — « Je ne veux point comparer les résultats de la méthode de « Hahnemann avec ceux des autres méthodes. Je le ferai plus « tard, lorsque j'aurai recueilli un nombre suffisant de faits « observés en vue de cette comparaison : c'est un travail tout « autre que celui-ci, et sur les résultats duquel je ne veux « en rien anticiper. Enfin, quand je voudrais faire cette « comparaison, je n'en trouverais pas les éléments. En effet, « la plupart des statistiques publiées sont destinées à dé- « montrer la supériorité soit des émissions sanguines, soit « du tartre stibié, soit des vésicatoires, sur chacun des deux « autres. Chaque auteur a exprimé en chiffres sa prédilection « ou ses répugnances. Si l'on veut comparer les deux mé- « thodes, il faut que l'une et l'autre aient été employées dans « toute la puissance, avec toutes leurs ressources, toutes leurs

« conditions de succès. Or, qu'on me montre une statistique
« de pneumonies ainsi traitées ! ceux qui les traitent bien ne
« les comptent pas. »

Comme vous, je suis convaincu qu'un résultat comparatif
absolu entre la méthode de Hahnemann et les autres méthodes
est très-difficile à obtenir. Mais puis-je penser cependant
qu'on ne peut chercher ce résultat approximativement ?
Suffit-il en effet de savoir qu'une méthode n'est pas mauvaise,
et n'est-il pas désirable de connaître si elle est supérieure aux
autres ? Que servira au praticien de savoir que cette méthode
est utile, s'il ne peut l'employer ; et comment sera-t-il porté
à s'en servir s'il n'en connaît la valeur approximative, comparée aux autres ? Si elle est seulement comparable aux autres,
ni meilleure, ni pire, pourquoi s'en occuperait-il ? ira-t-il
user son temps et son intelligence à l'étude d'une méthode
qui n'est pas préférable à celles dont il se sert d'habitude ? Il
est donc nécessaire de connaître un résultat comparatif, même
approximatif. Aussi vous-même, ne négligez-vous pas cette
question, quoique votre but ait été surtout, comme vous le
dites vous-même, de *convaincre mes confrères de la nécessité
de ne point condamner cette méthode thérapeutique en vertu
d'une prétendue science infuse, au lieu de l'étudier expérimentalement.*

Je donnerai donc ici un résultat approximatif de la valeur
de la méthode de Hahnemann comparée aux anciennes.

Dans la pneumonie :

M. Louis trouve sur 106 malades, 32 morts ;
soit . . . . 1 sur 3 ou 4

M. Chomel (1) trouve une mortalité à
l'âge de 40 ans, de. . . . . . . 1 sur 4 ou 5

(1) *Gazette des hôpitaux*, janvier 1851.

Rasori déclare, selon la méthode contre-stimulante, une mortalité de. . . . . . **1 sur 9.**

Et si l'on compte les malades qui ont été soumis à la méthode mixte du tartre stibié et de la saignée, on trouve une mortalité de. . . . . **1 sur 4 ou 5.**

M. Grisolle compte 6 morts sur 44 malades, soit. . . . . **1 sur 7.**

Et en éliminant les cas bénins qui guérissent seuls, ou les malades sur lesquels la médication n'a pu agir, les soins ayant été réclamés trop tard, on trouve une mortalité de. . . . . **1 sur 9.**

Le livre des *Recherches* constate, selon la méthode de Hahnemann, 3 morts sur 40 malades, soit. . . . . **1 sur 13 ou 14.**

Et si l'on élimine les cas bénins qui guérissent seuls, ou les malades entrés à l'agonie à l'hôpital, et sur lesquels on n'a pu évidemment avoir d'action, s'y étant pris trop tard, on trouve, l'âge moyen des malades étant de 40 ans, une mortalité de. **1 sur 34.**

Dans le choléra :

Le livre des *Recherches* constate une mortalité de. . . . . **48 à 49 sur 100**

Dans les autres services du même hôpital, on trouve une mortalité de *un dixième en plus*, soit. . . . . . . **58 à 59 sur 100**

Tels sont les résultats de l'observation. Il est inutile d'y rien ajouter : les chiffres parlent seuls et assez clairement, pour que le public puisse juger en toute connaissance de cause.

XII. — Objections dernières.

J'ai exposé dans tout ce qui précède, la substance des travaux auxquels nous avons eu égard pour avancer cette proposition : *la méthode de Hahnemann mérite de fixer l'attention des médecins.* Les adversaires qui nous font un crime d'avoir cette opinion ne connaissaient pas sans doute toutes les raisons que nous avons données ; mais ils connaissaient certainement les observations publiées dans le livre des *Recherches,* et qui furent la conclusion de notre conviction. Ces observations suffisaient grandement à les attirer dans une étude sérieuse de la méthode, ou tout au moins à les amener à nous demander de plus amples détails sur les raisons de notre croyance. D'où vient donc qu'au lieu d'agir sérieusement et scientifiquement dans une question sérieuse et scientifique, et avec des hommes qui ne leur étaient hostiles en aucune façon, ils se sont décidés à une tout autre conduite ?

Obligé de répondre aux accusations qui ont été portées contre nous, j'ai d'abord exposé les raisons de ma croyance. Maintenant, j'examinerai les objections qui nous ont été faites. Cette dernière partie de la tâche que je me suis imposée est la plus pénible, et je ne l'aborde qu'à regret, parce que je suis conduit à dévoiler au public des actes que je voudrais cacher pour l'honneur de notre profession. Alors que nous nous attendions à rencontrer une opposition, nous avons rencontré une hostilité ; nous ne pensions avoir que des adversaires, et il s'est trouvé que nous avions des ennemis. Je crois savoir que ces ennemis sont peu nombreux, et qu'ils agissent abrités derrière des hommes honorables qu'ils veulent compromettre : cela me permet de parler avec moins de retenue que si j'avais à respecter des médecins considérés momentanément engagés dans l'erreur.

Deux sortes d'objections ont été faites à ceux qui croient que la méthode de Hahnemann mérite de fixer l'attention des médecins. Les unes se trouvent dans l'article critique que M. Valleix a inséré dans le journal l'*Union médicale ;* les autres consistent en plusieurs actes hostiles qu'il est nécessaire de faire juger au public.

Les objections insérées dans l'article critique de M. Valleix ont été réfutées complétement par mon ancien collègue le docteur Timbart, et je pourrais me dispenser d'y répondre. Toutefois, voulant faire connaître toute la question, je présenterai le résumé de la discussion qui se trouve dans le mémoire intitulé : *Les médecins statisticiens devant la question homœopathique, ou Réponse aux attaques de M. Valleix contre le livre de M. Tessier, par le docteur Timbart, ex-interne des hôpitaux.* Je rappellerai, pour l'édification du public, que le journal qui avait inséré l'attaque de M. Valleix refusa d'insérer la réponse de M. Tessier, et que ce fut à la suite de ce refus que l'ouvrage précédent fut écrit.

Venons aux objections de M. Valleix. Elles sont au nombre de cinq.

1° La méthode de Hahnemann est absurde *à priori.*

2° Les observations de pneumonies citées par M. Tessier ne sont pas toutes des observations de cette maladie.

3° Dans la majorité des cas, la pneumonie guérit seule : rien d'extraordinaire que M. Tessier ait obtenu des succès.

4° Tous les cas de pneumonie cités sont des cas bénins guérissant seuls.

5° Si M. Tessier a eu des succès dans le choléra, c'est que

l'administration n'envoyait dans son service que des malades curables.

Comme on peut le voir au premier coup d'œil, ces objections ne sont pas très-sérieuses : elles consistent en des négations ou des affirmations sans preuves.

La *première objection* est assez singulière, surtout par la manière dont elle est appuyée. M. Valleix dit qu'il n'écoutera pas les arguments de son adversaire, parce que : *des arguments ! des raisonnements ! qui est-ce qui n'en a pas à son service ?* Cela revient à dire que la raison ne sert de rien, qu'il n'y a pas de différence entre de bons et de mauvais arguments, et que, lors même qu'une vérité serait démontrée à M. Valleix, il la nierait si elle ne lui convenait pas.

La *seconde objection* est encore plus singulière. Son auteur s'efforce de démontrer que les crachats rouillés et visqueux, le souffle bronchique, le râle crépitant, la toux et la fièvre ne sont pas, dans leur ensemble, des signes de pneumonie : de sorte que les malades dont l'observation signale ces caractères n'étaient pas atteints de cette maladie.

La *troisième objection* est effrayante. M. Valleix affirmant que la pneumonie guérit seule dans la majorité des cas, et que M. Tessier n'a guéri ses malades que parce qu'il ne leur a rien fait, il s'ensuit que ceux qui emploient la saignée, l'antimoine et les vésicatoires tuent leurs malades ; car M. Tessier en ne faisant rien en guérit 1 sur 14, et M. Chomel en les soignant 1 sur 5 seulement. Outre que cette objection est ridicule, elle va contre l'opinion traditionnelle et contre toutes les statistiques modernes, celle de M. Louis, celle de M. Chomel, celle de M. Grisolle, qui démontrent que la pneumonie est une maladie grave.

La *quatrième objection* est ici placée pour le besoin de la cause ; car, en conscience, à qui fera-t-on croire que le service ait eu cette chance de trouver 37 malades atteints de pneumonie, entrant les uns après les autres, ne présentant pas de gravité, et capables de guérir seuls sans aucun traitement? Que l'on veuille faire croire ces choses à des personnes qui n'ont jamais mis le pied dans les hôpitaux, ou qui ne connaissent pas la médecine, cela se comprend encore difficilement ; mais à des médecins, cela passe toute mesure. Quel médecin peut dire qu'il a jamais eu 37 malades atteints de pneumonie, guérissant seuls et sans traitement, les uns à la suite des autres ?

La *cinquième objection* se trouve placée là pour faire une objection aux cas de guérison de choléra. N'en ayant pas d'autres, on l'a prise. Mais on est mal tombé : le directeur de l'hôpital, les préposés au bureau des entrées et les internes du service ont tous donné un démenti formel à M. Valleix.

Pour plus de détails sur ces objections et leur réfutation, je renvoie au travail du docteur Timbart.

La force de ces objections doit faire comprendre que l'article de M. Valleix fut plutôt un semblant de critique qu'un examen sérieux du livre de M. Tessier, et que, par conséquent, il eut un autre but que celui de répondre réellement. En effet, on voulut se donner les apparences de prendre en grande considération les travaux d'un collègue des hôpitaux, car cela était nécessaire pour ne pas blesser l'honneur du corps ; mais, en même temps, on eut soin de ne pas pénétrer au fond des choses.

La raison de cette conduite se trouve dans la position des hommes qui représentent ce que l'on a appelé l'école des observateurs statisticiens. Ces médecins, qui depuis quelques années ont eu la prétention d'avoir le privilége de l'observation médicale, se trouvaient vivement attaqués dans le livre des *Recherches*, et il était nécessaire qu'ils prissent leur revanche de l'échec qu'ils venaient de subir. On s'attendait bien à les voir se relever par un travail sérieux d'expérimentation, destiné à contrôler les expériences de l'hôpital Sainte-Marguerite ; tout le monde avait les yeux sur eux, par suite même de leurs prétentions à accaparer le privilége de l'observation exacte. Mais comme ils n'avaient pas eux-mêmes commencé les travaux, qu'ils seraient alors obligés de venir en seconde ligne, eux qui jusqu'alors marchaient au premier rang, ils résolurent de se tirer d'embarras en ensevelissant la question, présentant une fin de non-recevoir ; et, de peur que le livre qui venait de paraître ne pût se répandre et faire quelques prosélytes, on se dépêcha d'en faire une critique et d'en repousser les conclusions par un raisonnement *à priori*, appuyé sur l'*absurdité évidente* de la méthode. M. Valleix fut chargéd e l'article ; il n'était pas facile à faire, et on comprend qu'il ne fut pas exempt de passion.

On peut chercher à s'expliquer ce mouvement de répulsion, qui est tout à la fois vague et obstiné, et qui récuse toute étude sérieuse. On peut se demander pourquoi les observateurs ne profitèrent pas de l'occasion pour se relever dans l'opinion publique, en abordant franchement une expérimentation sévère, destinée à contrôler les résultats qu'un collègue des hôpitaux annonçait avoir obtenus. Mais il faut d'abord se bien rendre compte de cette répulsion, savoir sous quelles formes et avec quelle vigueur elle s'est manifestée.

Si les objections des adversaires de Hahnemann n'ont pas été sérieuses, en revanche elles ont été violentes, et se sont traduites dans ces derniers temps par trois actes que je vais raconter, et que je laisserai à juger et à qualifier. Ces trois actes sont : les *dénonciations*, l'*arbitraire du concours*, et les *propositions de proscription*.

Les *dénonciations* se sont produites au moment où l'expérimentation était établie à l'hôpital Sainte-Marguerite. Cette expérimentation avait d'abord commencé aux applaudissements des divers partis : les adversaires de la méthode espéraient que les expériences seraient défavorables, et ils comptaient, pour appuyer leur répulsion, sur l'autorité de l'expérimentateur ; les partisans espéraient dans l'indépendance et la loyauté du médecin observateur, dans son autorité pour affirmer la vérité, et dans la bonté de leur cause ; les indifférents s'attendaient à une expérience sérieuse et complète, et espéraient que l'on connaîtrait enfin la vérité. Les observateurs émérites seuls étaient mécontents, parce qu'ils voyaient un médecin qui n'était pas de leur école se permettre d'observer ; c'était une outrecuidance qui les révoltait. Ils formaient cependant une minorité qui devait s'accroître de quelques adversaires obstinés et mécontents de voir les expériences leur être contraires.

Quand on apprit que les expériences réussissaient, qu'elles semblaient devoir être favorables à la méthode nouvelle, quelques médecins, les plus aventureux parmi les adversaires, s'adressèrent à l'autorité pour faire cesser des essais meurtriers et nuisibles au salut des malades. L'autorité s'émut de cette dénonciation, fit faire une enquête qui constata que *la mortalité était moindre dans le service des expérimentations que dans les autres occupés par la médecine officielle.* Il n'en fallut pas davantage à l'administration, qui ne peut juger les questions médicales, et se préoccupe seulement du salut des malades, pour laisser tomber l'accusation, et engager le médecin observateur à persévérer dans son travail ; lui exprimant la pensée que l'autorité administrative n'entrerait jamais dans les questions de parti, qu'elle n'avait qu'un souci, celui des pauvres malades, et que si quelque amélioration pouvait sortir de ses travaux on était tout prêt à l'encourager.

Cette dénonciation, la manière dont elle se produisit, l'enquête qu'elle occasionna, et les résultats qui furent constatés, émurent les cœurs honnêtes, qui se prononcèrent ouvertement contre les auteurs de cet acte. Ceux-ci comprirent leur position et se cachèrent; on ne sut pas leurs noms.

Quelque temps après, votre livre parut, mon cher maître.

La critique de M. Valleix fut publiée; et le journal qui la publia vous refusa d'insérer une réponse. Ce fut encore là un acte manifeste d'hostilité déloyale, puisqu'il est dans les usages que les doctrines attaquées puissent se défendre. Mais passons.

Le concours du bureau central vient à s'ouvrir, et quatre de vos élèves se présentent. Nous comptions, comme tous les concurrents, sur la bienveillance de nos juges; nous nous trompions. Les épreuves allaient commencer, quand nous apprenons qu'un des juges a déclaré publiquement *que tous les médecins connus pour s'occuper des réformes de Hahnemann seront impitoyablement refusés ; que parmi eux il en était deux (on cita leurs noms) qui pourraient se dispenser de concourir, quel que fût d'ailleurs leur mérite incontesté.* Devant cette déclaration, les deux jeunes médecins nommés, auxquels m'attachent des liens d'estime et d'affection, jugèrent qu'il était inutile de concourir, et adressèrent à l'administration leur démission motivée. Mais l'autorité administrative refusa de l'accepter, déclarant qu'elle ne voulait pas entrer dans les cabales de parti, qu'elle ne prêterait jamais la main à un déni de justice semblable à celui qu'on annonçait, que c'était un devoir pour eux de concourir, et que d'ailleurs il était probable que le juge qui avait ainsi manifesté son opinion se retirerait du jury. C'est, en effet, un devoir de délicatesse pour un juge prévenu de se retirer d'un jury. Cela ne fut pas compris. Nous suivîmes le concours, et nous fûmes éliminés en masse, malgré les épreuves solides et brillantes de quelques-uns.

Ce second acte sera jugé par le public ; pour moi, je m'abstiens de le qualifier, parce que l'on y pourrait voir de l'intérêt personnel. Toutefois, je ne puis faire autrement que de remarquer que l'on brise ainsi la carrière des jeunes gens, par la seule raison qu'ils ne sont pas de votre opinion ; qu'on blesse l'indépendance médicale en l'attaquant par la violence ; que la générosité eût dû se trouver au moins en des supérieurs à l'égard d'inférieurs ; qu'à défaut de générosité la justice aurait dû être respectée ; et qu'enfin je ne sais quelle délicatesse il y a dans l'abus injuste de la puissance.

Tels sont les faits dans toute leur simplicité, telles sont les objections que l'on oppose à des travaux sérieux !

Toute cette hostilité est basée sur cette accusation de charlatanisme que l'on colporte contre nous, et contre laquelle je me suis défendu avec des raisons qui, je l'espère, paraîtront sérieuses à quelques-uns de nos adversaires, à ceux qui sont honorables et se laissent entraîner par une minorité turbulente.

Je distingue, en effet, deux sortes d'adversaires que je tiens à ne pas confondre : les uns sont entraînés et dominés par l'influence du préjugé et de leur entourage ; les autres semblent conduits par des intérêts personnels ou une passion aveugle. Les premiers sont calmes et, j'espère, modérés : la raison les convaincra ; du moins, s'ils se peuvent débarrasser de l'influence qui les domine, ils deviendront tolérants. Les autres sont comme tous les hommes entraînés par la passion : quelle que soit la conduite qu'il faille tenir pour se donner raison, il est à craindre qu'ils ne la tiennent. Dominés par cette idée fixe que *l'homœopathie est une absurdité évidente,* ils se croient tout permis pour en détruire jusqu'au nom du fondateur. Ces adversaires sont à plaindre jusque dans leurs écarts, parce qu'ils n'agissent que par aveuglement, et que, dans leurs actes les plus iniques, ils ne se rendent pas compte de ce qu'ils font ; mais il en est parmi eux quelques-uns qui sont moins aventureux, quoique tout aussi hostiles : ce sont les habiles du groupe, qui profitent de la disposition de leurs collègues, échauffent les antipathies et la querelle, pour s'avancer dans les places et gagner les bonnes positions. Ce sont eux, sans doute, et non pas des hommes honorables, qui se livrent aux *dénonciations calomnieuses*, qui font naître *l'arbitraire dans les concours*, qui suscitent les *propositions de proscription*, et propagent l'injure de *charlatan* que l'on veut nous appliquer. Ce sont ces médiocrités envieuses, ignorantes et intrigantes, que l'on rencontre partout pour tout fausser, qui ne comprennent pas plus la science que la loyauté, qui nous suscitent ces méchantes affaires pour arriver aux faveurs. Leurs ruses sont connues ; on me les a fait connaître, et je les dirai pour l'édification du public.

Ils comptent qu'en faisant décrier Hahnemann, qu'en dénigrant son caractère, ses travaux et ses disciples, on oubliera les ouvrages de la méthode, ou du moins qu'on ne les lira plus ; qu'alors, puisant à leur aise, et en cachette, des médicaments, dans la matière médicale pure, et suivant les indications des semblables, il les prescriront à des doses ordinaires, les vanteront comme des découvertes, et pourront espérer des couronnes académiques. Un médecin des hôpitaux, assez complaisant pour donner des conseils aux jeunes médecins, nous donnait la clef de cette manœuvre en s'adressant à un de nos confrères. *Faites de l'homœopathie tant que vous voudrez*, disait-il, *mais gardez-vous d'envoyer chercher vos médicaments chez les pharmaciens homœopathes ; prescrivez à des doses minimes, et envoyez chez les pharmaciens ordinaires : c'est ainsi que nous faisons et qu'il faut faire*. Son interlocuteur lui exprimant que les médicaments étaient bien mieux préparés dans les officines de la méthode, et que c'était un devoir de prendre un médicament parfaitement préparé pour remplir l'action que l'on se proposait : *vous avez tort*, reprit le maître, *ne prescrivez pas surtout, c'est ce qu'on ne peut tolérer*. — La parole de ce médecin est précieuse : elle nous indique la véritable tendance des esprits ; elle montre que les réformes de Hahnemann sont plus appréciées généralement qu'on ne veut le dire et l'avouer, mais qu'il y a un parti pris d'accaparer ces réformes sans rendre justice à leur auteur. Et pourquoi agir ainsi ? pourquoi ne pas avouer franchement que les ouvrages de Hahnemann méritent d'être consultés, si ce n'est pour les accaparer à son profit et en secret ? Sans doute que la fraude sera découverte un jour : mais d'ici là on aura eu le temps de gagner des positions !

Mais il est encore une autre raison pour décrier Hahnemann, tout en s'appropriant ses travaux. On sait le dissentiment constant et de tout temps entre l'enseignement officiel et l'enseignement public des praticiens : on sait avec quelle jalousie l'enseignement officiel a toujours vu et toujours rejeté les découvertes des praticiens : on sait que, pour sauver les apparences et conserver la réputation qui s'attache aux positions de cet enseignement, on a toujours fait mille efforts pour n'y rien laisser arriver du dehors : on sait cela, et on en profite. On montre que la méthode de Hahnemann est née en dehors de cet enseignement, mais que cependant il faut la prendre en considération parce qu'elle est utile, et qu'il ne faut pas s'entêter à perdre des malades avec les anciennes méthodes, pendant que d'autres médecins les sauvent avec des nouvelles : on montre en même temps qu'il est facile de ne pas accepter officiellement cette méthode, et tout à la fois d'en profiter en secret, de la faire pénétrer peu à peu dans l'enseignement sous l'apparence de découvertes modernes : on montre que, suivant les déclarations mêmes de Hahnemann, on peut employer les médicaments à des doses presque ordinaires, quoique minimes ; qu'on peut remplir les indications hahnemanniennes tout en prescrivant chez les pharmaciens ordinaires. On flatte ainsi la vanité de l'enseignement officiel, pour s'en attirer les faveurs. Je ne parle pas, on le comprend, de ceux qui par timidité, ou par conviction, n'osent ou ne veulent employer des doses infinitésimales : ceux-là sont respectables et dans leur croyance et dans leur faiblesse, parce qu'ils ont la franchise de dire qu'ils usent des réformes de Hahnemann, qu'ils ne renient pas l'auteur des travaux dont ils profitent. Je ne parle que de ceux qui rusent avec leurs confrères et avec l'opinion, qui décrient Hahnemann et le dépouillent, qui proclament partout comme des charlatans ceux qui vantent ses réformes. Je n'attaque, en un mot, que la duplicité.

Je sais que cette conduite a encore un autre mobile ; mais est-il plus délicat ? On compte, en décriant ceux qui sont partisans de Hahnemann, englober dans la proscription les hommes qui pourraient gêner, et qui, comme nous, sont assez imprudents pour dire franchement ce qu'ils pensent.

Laissons ces choses. Aussi bien je ne veux pas entrer dans des questions personnelles. Je plains ceux qui nous ont fait du mal ; et je regrette, pour leur propre considération, qu'ils se soient abandonnés aux violences, alors qu'ils pouvaient si facilement prendre la plume, nous avertir et nous convaincre, ou entrer dans la voie de l'expérimentation, et ne s'occuper que de la vérité.

Il est d'ailleurs si facile de nous répondre, nos opinions sont formulées nettement et sans ambages : nous prétendons que *les réformes de Hahnemann sont sérieuses et doivent être étudiées.* Nous ne prétendons rien détruire ni rien imposer; nous n'acceptons pas le présent d'une manière absolue; nous ne voulons pas préjuger l'avenir. Il est, dans la tradition, des doctrines que, pour ma part, je ne suis pas disposé à abandonner. La méthode de Hahnemann ne me paraît pas être parfaite dans son économie, sans incertitude dans ses procédés, sans insuccès dans son application, sans lacunes dans sa disposition. La thérapeutique nous semble demander de grands travaux, et nous ne réclamons que la liberté des opinions pour que la vérité se puisse connaître.

Je m'arrêterai à ces réflexions comme étant le résumé de ma profession de foi et de ma justification.

Suis-je dans le tort? suis-je dans le vrai? telle est la double question que je présente au public, et sur laquelle je vous prie, mon cher maître, de me donner votre opinion. Dites-moi, aussi, si je dois persévérer dans ma résolution de m'attacher plus à la vérité qu'aux partis qui se disputent les faveurs du pouvoir, et si je n'ai pas trop de confiance dans nos adversaires en espérant qu'ils ne briseront pas notre avenir ainsi qu'ils annoncent vouloir le faire.

FIN.

TABLE DES MATIÈRES.